L'OR COULÉ sous

Pression de Vapeur

EN PROTHESE DENTAIRE

TECHNIQUE

des

PRINCIPAUX TRAVAUX EN OR COULÉ

A LA PRESSE SOLBRIG

PAR

H. LÉGER - DOREZ

CHIRURGIEN-DENTISTE DE LA FACULTÉ DE PARIS

Officier de l'Instruction Publique

PARIS

P. C. ASH, ÉDITEUR

12, Rue de Hanovre

1910

Une Poignée de Procédés

L'OR COULÉ SOUS PRESSION DE VAPEUR

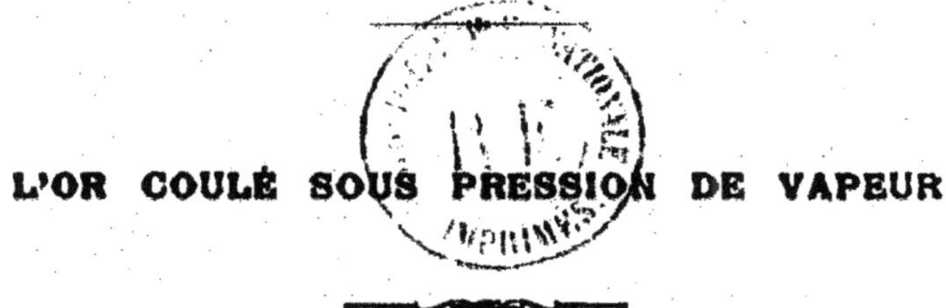

TECHNIQUE

DES

PRINCIPAUX TRAVAUX

EN OR COULÉ A LA PRESSE SOLBRIG

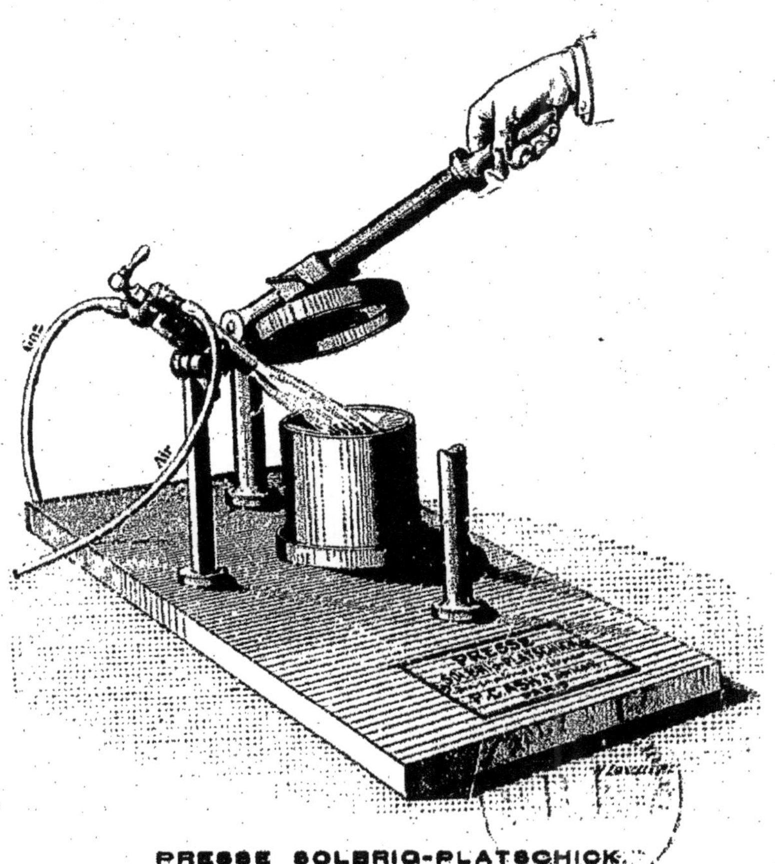

PRESSE SOLBRIG-PLATSCHICK

PRÉFACE

Ce titre " *Une Poignée de Procédés* " est bien celui qui convenait à cette œuvre modeste ; il indique bien ce que le lecteur y pourra puiser, c'est-à-dire le résultat condensé d'études spéciales sur les applications multiples que nous pourrons faire en prothèse dentaire du merveilleux instrument inventé récemment par Solbrig-Platschick.

Entreprendre l'éloge de cet invention est au-dessus de nos moyens littéraires, nous le ferions trop pâle. Nous nous contenterons de dire que l'invention de la Presse a fait et fera faire à l'Art dentaire un progrès aussi considérable dans les travaux métalliques que celle de la mise en moufle pour la vulcanisation. Réaliser l'adaptation aussi exacte que possible d'une plaque de l'épaisseur voulue, sans retrait, avec de l'or coulé, tel est le résultat obtenu avec la Presse Solbrig-Platschick.

Muni de cet instrument, nous avons repris un par un tous les objets fabriqués par le mécanicien-dentiste : plaques, crochets, contreplaques, couronnes de Logan, dents à pivots, bridges, etc., etc., et avons essayé de les réaliser à la Presse.

Pour beaucoup de ces appareils, nous avons trouvé un bénéfice de temps ou d'exécution considérable ; pour d'autres, inexécutables pratiquement, un moyen sûr de réalisation; pour certains une création toute nouvelle; pour tous enfin, nous avons imaginé une technique spéciale. C'est le résultat de ces études pratiques que nous allons donner à nos confrères, espérant aider ainsi à la vulgarisation d'une découverte qui n'est pas seulement un progrès, mais un bienfait social.

H. LÉGER-DOREZ.

A la mémoire de mon beau-père,

E.-M. FELUMB.

Un Point d'Histoire

L'AURIFICATION MOULÉE [1]

ou

AURIFICATION PAR BLOCS D'OR

Fondu dans des Moules

L'aurification moulée, toute différente de l'aurification ordinaire est un procédé absolument nouveau dont l'extension certaine annonce à notre art plus d'un précieux et prochain service.

Comme procédé, elle est la réplique exacte de l'obturation à la porcelaine fondue (2), avec seulement quelques variantes dans l'óxécution. Au lieu de fondre de la porcelaine dans le moule de la cavité, j'y fonds de l'or à un titre plus ou moins élevé; au lieu de le fondre au four, je le fond au chalumeau. Au lieu de retirer la cupule qui a servi de moule, je la laisse, ce qui donne encore un avantage de

---

(1) LÉGER-DOREZ, *Monde Dentaire*, 1900.

(2) LÉGER-DOREZ, *Progrès Dentaire*, février 1897; *Monde Dentaire*, mars, avril, mai 1897; *Progrès Dentaire*, mars 1898; *Odontologie*, mars 1898; *Bulletin Académie de Médecine de Paris*, séance du 31 octobre 1898, etc., etc.

plus à l'aurification moulée, toutes réserves faites au point de vue esthétique.

Quand il s'agit des cavités visibles, j'emploie toujours la porcelaine moulée (1), cette porcelaine donnant les meilleurs résultats pour les dents qui ne subissent pas de grands efforts de mastication. Pour les molaires, l'aurification moulée s'imposera à cause de sa solidité à toute épreuve, mais nécessitera de grands sacrifices de tissu dentaire. Il faudra faire des cavités larges de même qu'avec la porcelaine, ce qui ne peut être considéré comme mal quand on songe au peu de garanties que donne le nettoyage d'une dent vivante où entrent en ligne de compte la sensibilité de la dentine et celle de la pulpe?

Qu'importe la *largeur* de la cavité si je puis, certain de l'asepsie des bords, négliger quelque peu la profondeur afin de ne pas dégarnir la couverture de pulpe.

Lorsque j'ai entaillé largement la dent, je rencontre la partie entièrement saine; le bloc d'or intimement ajusté vient alors faire contre elle comme un couvercle étanche; il se juxtapose au point de ne laisser apercevoir aucune parcelle du ciment fixateur et on ne trouve aucune solution de continuité. Une fois polie, cette aurification massive défiera l'œil le plus exercé; la pointe du démonstrateur viendra se buter contre une « aurification bien tassée ».

La technique de ce procédé est des plus simples; elle se divise en quatre phases rappelant celles du travail à la porcelaine :

1° La prise de l'empreinte;

2° La mise en plâtre;

3° La fonte du métal;

4° Le fixage dans la dent.

Examinons au point de vue pratique chacune de ces petites opérations successives.

.•.

La prise de l'empreinte. — La cavité d'abord agrandie, profondément nettoyée, bien faite en forme « pain de sucre », la plus petite partie du côté de la pulpe. Placer au-dessus de la cavité, comme pour la prise d'empreinte dans le travail de la porcelaine, une feuille d'or « Standard » Crystal surface (2) n° 60, lui faire étroitement épouser sa forme en la refoulant avec des boulettes d'ouate. Lorsque l'adapta-

---

(1) LÉGER-DOREZ, *Monde Dentaire*, juin 1900; *Archives de Stomatologie. 1900*.

(2) Nous avons employé quelque temps après la feuille de platine avec plus de succès.

tion est parfaite, enlever l'ouate et la remplacer par de la cire rose
ordinaire comprimée avec un fouloir. Bien appliquer l'or sur les
bords, le tout fait avec le plus grand soin. Pour retirer le moule, on
enfoncera une pointe dans la cire (1) et le tout, or sur cire, se détachera
aisément de la dent, surtout si on a pris le soin de *talquer* légèrement
le fond de la cavité avant l'application de la feuille d'or.

La mise en plâtre. — Préparer un plâtre et terre composé d'un peu
de terre à moule ordinaire *finement tamisée*, de 2/3 de plâtre et d'une
pincée de poudre d'amiante assez fine; faire le plâtre de faible consis-
tance; en déposer un petit monticule sur une plaquette de verre y enfoncer le moule, cire en dehors, en ayant soin de bien enchâsser
les bords de la cupule d'or dans le plâtre et terre. Laisser bien durcir
lentement. Cette opération terminée, verser un peu d'eau bouillante
afin d'expulser la cire, puis faire sécher le tout sur un feu doux ou
au four.

Le moule est ainsi préparé à recevoir l'or qui constituera le bloc
obturateur, on procède alors à :

La fonte du métal. — Afin de fondre un bloc bien homogène et
bien propre, préparer du borax clair, en enduire toute la paroi
interne de la cupule d'or à 24 carats, couper de fins morceaux de
soudure et des fragments d'or à 18 carats que l'on place ensemble,
enduits de borax, dans la cupule. Un souffle de chalumeau toujours
dirigé sur le plâtre fera très rapidement fondre les premiers morceaux, auxquels on en ajoutera de nouveaux pour compléter s'il en
est besoin le remplissage.

Se garder surtout d'un excès de chauffage, *car il ne faut surtout
pas que l'or du moule fonde*. Débarrasser le bloc, par l'acide, de ses
impuretés et passer ensuite à la quatrième opération, qui consiste en :

Le fixage dans la dent. — Comme je l'ai indiqué dans la première
opération, la forme de la cavité doit être étroite de fond et large des
bords, bien lisse, pour permettre au modèle de sortir très aisément.
Pour le fixage dans la dent, il faut au contraire que le bloc ne puisse
se desceller. On devra donc, dans les parties profondes, *sans surtout
toucher aux bords*, pratiquer de nombreux petits points de rétention
avec une bonne fraise roulette neuve.

Toujours sans toucher les bords, on donnera au bloc, par un vigou-
reux trait de lime, la forme d'un bouton de manchette. Ainsi préparés,
cavité et bloc, on appliquera ce dernier dans la dent avec le ciment
« Harvard » et on *laissera entièrement durcir à l'abri si possible de la
salive*.

---

(1) De la prise des empreintes des blocs d'or et porcelaine, p. 153.

Une fois durci entièrement, procéder au limage et adoucissage du bloc, comme pour l'aurification ordinaire, polir soigneusement avec la brosse enduite de « Poudre de Pierre du Levant », laver, puis passer le blanc d'Espagne et au besoin le rouge anglais pour obtenir l'obturation nette et brillante. On sera étonné, malgré ces longs détails, de la rapidité avec laquelle on pourra boucher une grosse cavité avec ce procédé. Le travail se divisant mi-partie cabinet et mi-partie atelier, on peut prendre la veille plusieurs empreintes, placer les blocs le lendemain, ce qui fera une forte économie de temps pour l'opérateur et une grande souffrance de moins pour le patient.

Je n'ai malheureusement pas l'expérience de plusieurs années de pratique à offrir pour ce genre d'obturation, néanmoins j'en possède deux, dont une a servi de support à un « bridge work » en recevant dans son centre la pointe de platine qui de l'autre côté prenait son appui sur un chapeau de grosse molaire. Ce bloc fixé sur la canine supporte depuis quatre ans l'effort de mastication entre la canine point d'arrivée et la deuxième grosse molaire, c'est-à-dire : l'effort fait sur deux petites molaires et une grosse montées en pont, sans avoir jamais bougé. En outre, depuis sept mois j'ai eu l'occasion de faire une vingtaine de ces obturations qui se comportent admirablement.

Dire que ce procédé supprimera à son avantage l'aurification, cela ne serait pas raisonnable, pas plus que le bloc de porcelaine ne supprimera l'obturation plastique; ce sera un nouvel élément de conservation des dents. On emploiera ce nouveau procédé toutes les fois que les cavités se présenteront convenablement pour les recevoir. Le jugement sera là qui donnera la mesure, qui discernera dans quels cas on devra avoir recours à l'obturation moulée. Mais j'affirme que toutes les fois que l'on en aura fait un emploi judicieux, on en retirera la plus vive satisfaction.

Nous ne voudrions faire aucun rapprochement entre ce procédé, présenté il y a dix ans aux membres de notre profession, et le bloc d'or coulé à la Presse. Néanmoins, pouvons-nous, dans ce recueil, laisser dans l'ombre ce travail déjà vieux ? N'est-il pas apparenté à ce bloc d'à présent ? N'y a-t-il pas dans ce procédé l'idée qui a poussé vers l'acheminement des travaux à la Presse?

Dès l'apparition du travail en coulée, nous publiions (1) un article:
« *Des Blocs et Plaques d'Or coulés* » dans lequel nous ne craignions pas d'affirmer :

« Ce que l'on peut faire en matière de coulage sous pression est sans limite.

« Les travaux les plus compliqués, les expériences de laboratoire les plus baroques sont exécutables avec plus ou moins d'expérience sous la Presse. »

Nos affirmations se sont trouvées vérifiées, car avec quelques mois de pratique, il nous a été possible non seulement de tirer parti de ce procédé avec grand avantage, mais encore d'établir une technique permettant d'utiliser le coulage sous pression pour le plus grand nombre des appareils et accessoires employés dans notre profession si particulièrement laborieuse.

(1) LÉGER-DOUEZ, *Monde Dentaire*, déc. 1908

LES GENCIVES ÉMAILLÉES EN OR COULÉ

Notre premier travail a porté naturellement sur la réparation la plus laborieuse, celle qui passionne tous les chercheurs : le remplament du « continuous-gum ». Nous sommes heureux d'apporter ici la contribution modeste donnée à cet objet par la technique de plusieurs essais qui conduiront peut-être sur la voie du succès.

Chacun de nous a eu l'occasion, dans sa pratique, de rencontrer des cas où l'application de fausses gencives en caoutchouc rose était impossible à cause d'une lèvre trop courte, un simple ajustement des dents impraticable par manque de substance maxillaire, et l'application des dents à gencives défectueuse à cause d'articulation trop basse et projetée en avant. Pour ces cas, il faut absolument avoir recours à une application de continuous gum, seul procédé qui puisse nous donner satisfaction.

Continuous gum ! plaque de platine, dents spéciales soudées à l'or fin : cortège de difficultés accumulées ; résultat le plus souvent néant, chacun le sait. Et, en plus, la nuance des dents est dénaturée.

Les plaques en or coulé viennent heureusement à point pour nous sortir d'embarras, et cela de la manière la plus inattendue.

La technique du procédé est des plus simples, les résultats en sont les plus parfaits.

Le premier cas qui s'est présenté à nous, où une gencive émail

était indispensable, a été le suivant : une grande et une petite incisives
A et B (fig. 1), absentes, ayant entraîné une perte de substance très im-
portante, nécessitaient en C, pour l'obturer, la présence d'un gros bloc
de porcelaine épais, de forme spéciale, impossible à rencontrer dans
les stocks de dents à gencives des fournisseurs.

Nous avions remarqué que les émailleurs en bijouterie arrivaient
avec la plus grande facilité à émailler n'importe quel objet, pourvu
qu'il fût rigide et de dilatation réduite. Pour utiliser leur procédé
en ce cas nous avons confectionné d'abord toute la plaque en cire
comme à l'ordinaire, plaque portant aussi les contreplaques des dents ;
puis avons recouvert de revêtement fin tout le travail, après avoir

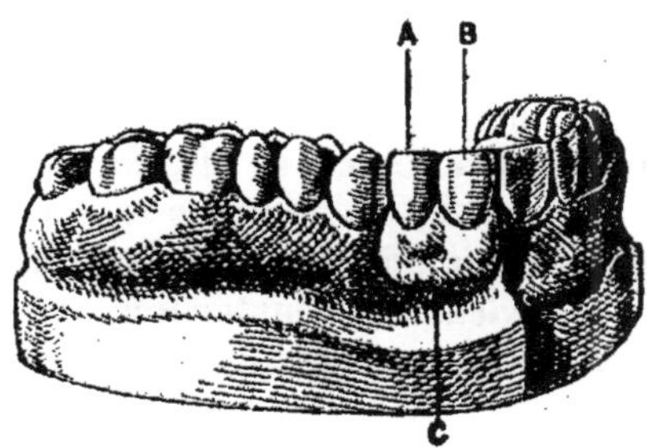

Fig. 1

détaché les deux dents ordinaires qui avaient été préalablement enduites
d'une légère couche d'huile ; et cela afin d'éviter leur adhérence à la
cire et de pouvoir couler ainsi la plaque en or sans les dents, tout en
nous ménageant les contreplaques qui venaient de fonte avec elle.

L'appareil coulé se présentait alors comme le montre la figure 2
avant de replacer les dents dans les trous des contreplaques.

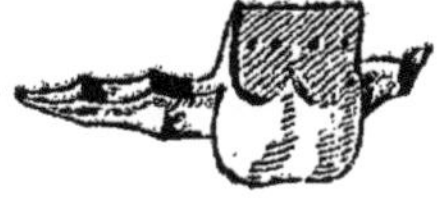

Fig. 2

Si nous remettons à ce moment les dents à leur place, si nous
les soudons, comme la plaque est venue de coulée plus mince même
qu'une plaque estampée, nous aurons le profil que nous voyons figure 3.

En A le crampon soudé, A' plaque palatine, B, dent et contreplaque, C, partie mince d'or recouvrant la gencive. On comprendra

facilement qu'entre D et E, il manquera précisément ce que nous désirons y placer, le bloc émail qui devra combler la partie mutilée.

Voici, grâce à la méthode d'or coulé, comment nous solutionnerons la question :

Reproduisant notre dessin pour nous faire mieux comprendre, nous construirons entre D et E un inlay en cire qui sera repro-

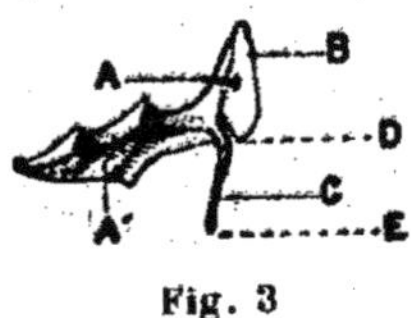

Fig. 3

duit en or à 22 carats, inlay qui viendra occuper très exactement l'espace libre existant entre D et E, de façon qu'il ait exactement, en *un peu plus mince*, la forme que devra avoir le bloc d'émail appelé à réparer la mutilation. Comme cet inlay a été fait en cire et coulé en or, il viendra se juxtaposer avec la plus grande exactitude dans son logement. Après un ajustage parfait au burin et à la lime, on retirera l'inlay qui sera prêt à recevoir un émaillage choisi chez le premier émailleur venu. Il devra enlever avec soin à

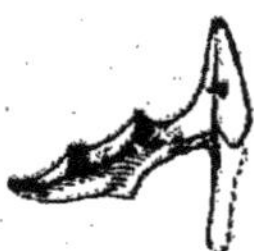

Fig. 4

l'acide fluorhydrique les bavures d'émail qui pourraient désajuster l'inlay après la fusion de l'émail de couverture.

Nous présentons alors l'inlay dans son logement et le soudons avec le minimum de soudure d'étain possible.

Ce procédé peut s'appliquer à tous les cas où l'émail sera indispensable. Il permet à l'émailleur de choisir avec précision et au besoin de refaire et composer la couleur absolue de la muqueuse. Il a en outre l'avantage de ne pas dénaturer la nuance des dents par de nombreux chauffages. En cas d'accident, rien n'est plus facile que de dessouder toute la gencive d'émail, qui ne subira de la sorte aucune déprédation. Si l'appareil doit être vulcanisé, il le sera avant l'application du bloc de gencive émail.

Voici, à titre documentaire, et au cas où l'on ne voudrait pas demander le concours d'un émailleur, la composition d'un émail qu'il est facile de cuire sur la partie inlay mobile d'or à 22 carats, dont nous avons parlé plus haut.

Si l'on prend et l'on mélange :

N° 18 de Jenkins rose......   1 partie.

Rose de Allen.............   1 partie.

on obtient en cuisant un peu fort, à un point encore assez éloigné de la fusion de l'or à 22 carats, un rose très présentable.

1 fraction de rose de Jenkins n° 18.

2 fractions de Rose de Allen,

donnent, avec une bonne cuisson, un rose plus sombre, de bonne solidité et adhérent bien à l'or.

Si enfin on emploie :

Porcelaine n° 15 de Jenkins.......   1 partie,

Rose Gum Enamel de Allen.......   1 partie,

le résultat sera une belle gencive pâle mais bien naturelle, solide et de bonne adhérence.

La cuisson, soit au four électrique soit au gaz, devra être surveillée de très près ; la pâte sera bien préparée comme un bloc de porcelaine et préalablement séchée avec un linge fin de batiste avant de placer le travail au four.

LES APPAREILS MIXTES

L'appareil mixte est une pièce dont toutes les dents sont réunies à une bande d'or centrale par des pédicules allant de cette bande à la contreplaque ; les espaces laissés libres sont garnis de caoutchouc.

Ce genre d'appareil tient place entre la pièce en or et celle en caoutchouc.

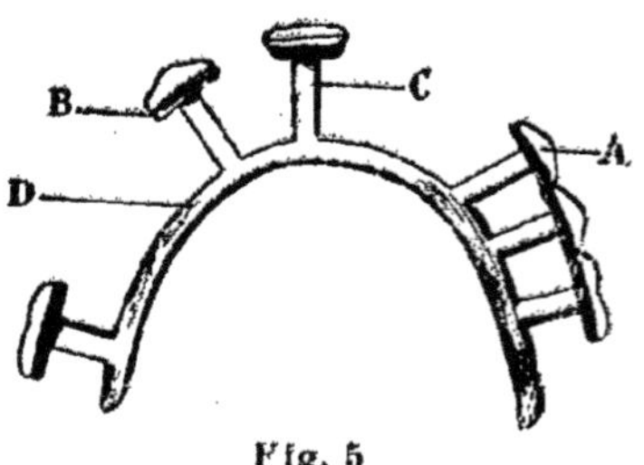

Fig. 5

A dents minérales, B contreplaque.
C Pédicule reliant la contreplaque à la bande D.

Nous l'établissions naguère en courbant à la pince une bandelette qui s'obtenait d'un fil d'or au 23 laminé au 14 (fig. 5).

Cette bande d'or épousait, plutôt mal que bien, les sinuosités du palais, car, après le soudage, il y avait un retrait si considérable que nous étions souvent obligé de couper l'un ou l'autre des pédicules pour les replacer à nouveau. Quant aux crochets, force nous était de les laisser libres, nous contentant de les arrimer à la plaque de caoutchouc par des pédicules, sortes de crampons qui les désolidarisaient de la bande d'or, toujours à cause du retrait de la soudure.

La presse vient à notre secours de la façon la plus heureuse dans la confection de ce genre d'appareils.

Après avoir ajusté les dents, les avoir présentées dans la bouche sur une cire pour leur donner avec certitude la position convenable, nous reportons cette cire sur le modèle de plâtre, nous l'y fixons par quelques points de cire collante afin de pouvoir, sans

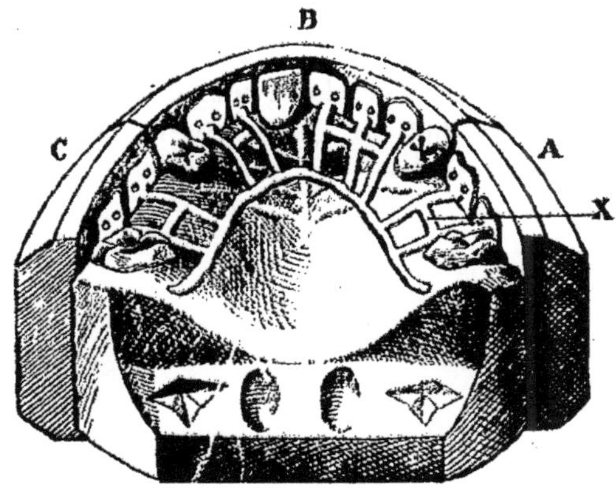

Fig. 6

les déplacer, couler une ceinture de plâtre couvrant leurs faces labiales (1) ; cette ceinture repérera la place assignée aux dents lorsque la cire d'essayage aura été retirée (fig. 6).

Les crampons coupés presque au ras de la porcelaine, chaque dent sera contreplaquée d'une épaisseur de cire au 6, puis replacée en la logette ménagée dans la ceinture de plâtre.

Une bandelette de cire, de longueur convenable, sera alors appliquée sur le modèle préalablement huilé. Cette bande sera reliée, à son tour, aux dents par autant de petites bandelettes secondaires comme l'indique la figure 6. Toute cette petite préparation soigneusement établie, il ne reste plus qu'à recouvrir le tout d'une bonne couche de revêtement fin, mais pas avant toutefois d'avoir retiré les trois morceaux A. B. C. de la ceinture de plâtre, car

____

(1) Les gencives en or creux.

la même couche de revêtement fin doit enrober, non seulement la cire, mais encore les dents sur les deux faces.

Dès que le revêtement fin sera légèrement solidifié, il sera à son tour recouvert de gros revêtement, exactement de la même manière que pour l'exécution d'une plaque d'or.

De ce travail, presque plus long à décrire qu'à exécuter, il résultera la pièce mixte, solide, élastique et résistante qu'une mince couche de caoutchouc suffira à enrober.

Cet appareil aura les avantages de la pièce d'or, mais sera beaucoup plus économique, surtout si l'opérateur sait ménager les épaisseurs de cire. Le 6 ou même le 5 nous paraissent être les plus convenables, particulièrement si l'on prend soin de réunir deux pédicules voisins par une petite entretoise.

L'exécution de ces appareils réclame pour la coulée une très forte chaleur ; le revêtement doit être jaune soufre au moment où l'on abaisse le levier compresseur.

DE LA RÉPARATION DES BRIDGES
A FACES DE PORCELAINE

Lorsque, à la suite d'accident, une face de porcelaine d'un bridge (fig. 7) a sauté, laissant à nu les deux têtes de crampons, à effet fort disgracieux, on dispose, pour la réparation, de différents moyens, tous plus

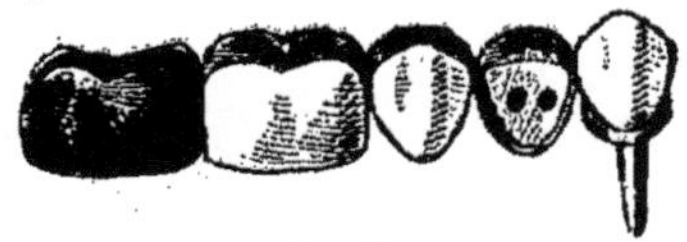

Fig. 7

ingénieux les uns que les autres, cependant n'excluant pas l'application de notre méthode; laquelle nous est rendue possible et pratique par l'emploi de la Presse.

Voici en peu de mots en quoi consiste notre procédé :

Au premier temps du travail, nous rasons les deux crampons comme nous pouvons, puis avec un foret, souple mais bien trempé, nous reperçons les deux trous en suivant autant que possible le trajet des crampons précédents. Arrivé à ce résultat, deux trous parallèles traverseront le bridge de part en part. On s'assure que deux tiges minces de platine iridié passeront librement au travers des deux trous; leurs pointes **A** et **B** seront, sur la face labiale, enduites de cire résineuse et maintenues sèches (fig. 8).

Un tampon de cire ramollie sera alors écrasé sur ces pointes **A** et **B** afin de les emprisonner, en même temps que pour prendre exactement l'empreinte de la cupule qui détenait la dent brisée **C**.

Ce tampon de cire étant refroidi avec un siphon de chlorure d'éthyle

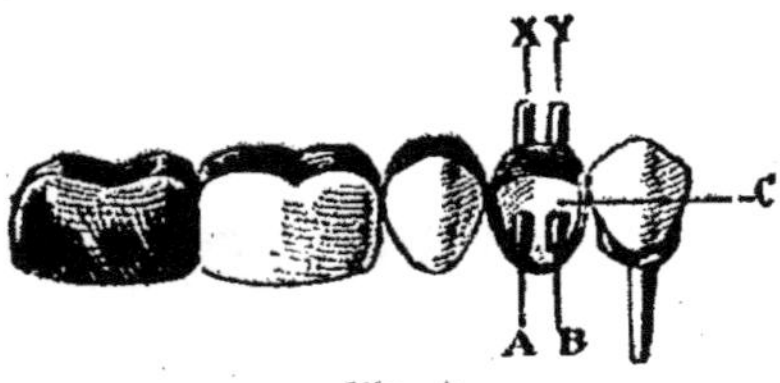

Fig. 8

de Bengué, si l'on pousse sur les pointes **X. Y**, on mettra facilement le tout hors du bridge.

Voici la partie cabinet finie, celle du laboratoire commence.

Sur un petit monticule de plâtre d'albâtre on plantera le petit travail (fig. 9), puis, on l'enfoncera. La cire retirée, nous aurons la figure 10; les pivots seuls restent dans le plâtre, et au-dessus de leurs pointes, la cupule représente la forme de l'emplacement où manque la dent à remplacer sur le bridge.

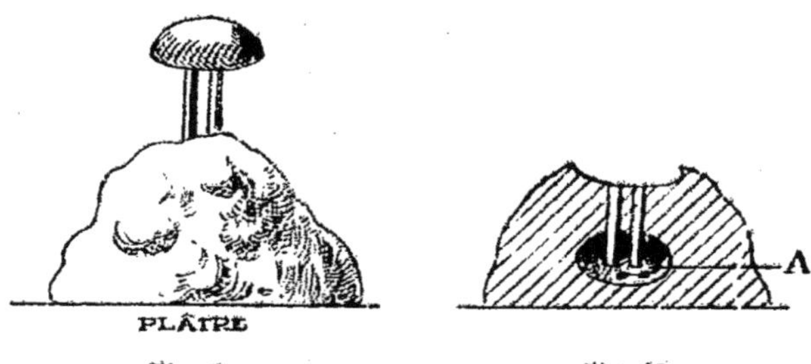

Fig. 9   Fig. 10

Avec une pointe de canif nous forerons dans le modèle de plâtre un trou **A** (fig. 10) qui nous permettra d'atteindre les pointes extrêmes des pivots et de les pousser. Une fois ceux-ci dehors, on élargira légèrement leur passage afin de rendre leur sortie et leur rentrée assez libres.

Nous nous trouvons donc en face de ce que représente la figure 11.

Après avoir huilé seulement le plâtre, on appliquera une mince couche de cire spéciale à la fonte que l'on remarque sur la figure 11 en pointillé. Les deux tiges de platine seront bien enduites de cire résineuse et bien collées à cette cupule de cire, puis refroidies dans de l'eau très froide.

Avec une fine spatule on poussera à la fois sur les deux pointes A, afin de sortir le travail pour en opérer la coulée.

La pointe trou de coulée (1), qui, elle aussi, aura été collée à la

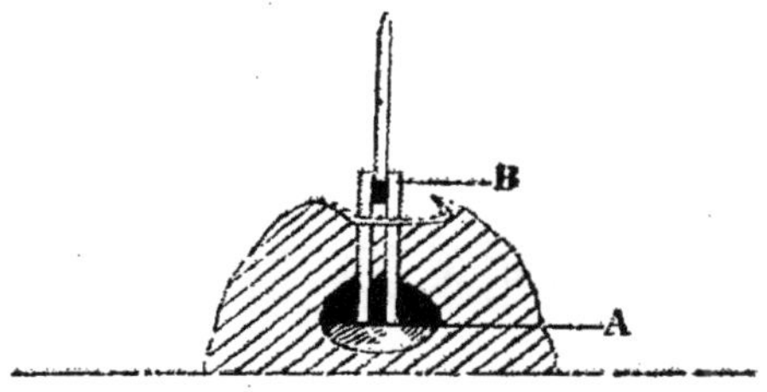

Fig. 11

cire résineuse entre les pointes B, assurera la fixité des deux tiges dont le parallélisme ne sera pas rompu.

Après la coulée, la tige trou de coulée ainsi que l'excès des deux pivots seront coupés au ras de la cupule afin de ne pas faire d'épaisseur inutile et de laisser le plus de place possible pour une bonne couche de porcelaine (fig. 12).

Il ne restera plus qu'à remplir cette cupule de porcelaine à couleur et à épaisseur voulues, puis à cuire au four avec soin.

Transportant du laboratoire dans le cabinet le résultat de notre

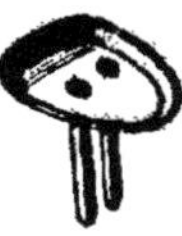

Fig. 12

délicate besogne, nous n'aurons plus qu'à fixer la cupule remplie d'émail cuit (fig. 12) dans le pont (fig. 7) avec le ciment assez mou.

Nous recommandons toutefois à l'opérateur de couper les tiges de platine iridié bien à leur longueur, du côté lingual naturellement, avant de fixer le travail, pour que le nivelage final dans la bouche n'exige pas un meulage trop prolongé.

---

(1) Cette expression « pointe trou de coulée » paraît être un non-sens, une tige ne pouvant pas être un trou. Mais le lecteur a compris que la tige, ayant servi d'abord de support, laisse à sa place un trou lorsqu'elle a été retirée du revêtement durci, lequel trou sert à conduire la coulée de métal au niveau de la pièce à reproduire.

LES GENCIVES EN OR CREUX

Nous avons parlé de l'émaillage des gencives par morceaux ou inlays rapportés et soudés à l'étain sur le corps de la pièce. C'est un bon procédé, mais malheureusement il n'est pas applicable aux cas qui nécessitent une gencive un peu épaisse, car alors le poids devient un obstacle et le coût est assez élevé. C'est pourquoi nous avons

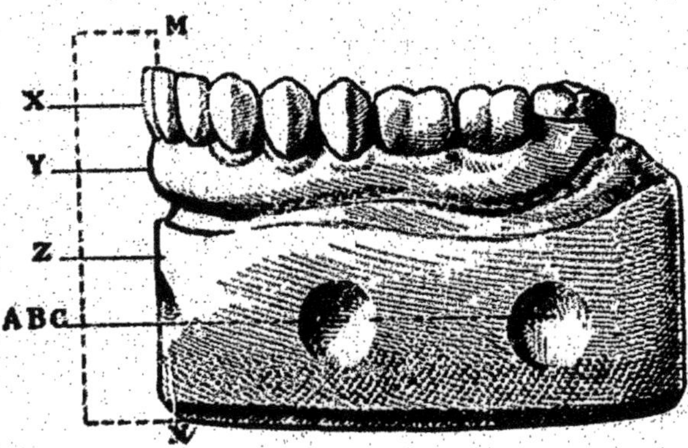

Fig. 13

travaillé la question des gencives en or creux à recouvrir de caoutchouc rose. Ce procédé nous a donné les résultats les plus encourageants. Avec un peu de pratique, il sera très facile de le vulgariser à tous les cas où l'on aura recours à l'or pour la construction des dentiers complets.

Tous les types de dents peuvent être utilisés dans le travail en creux des gencives, mais chaque espèce de dents réclamera une petite technique spéciale qu'il nous sera très aisé d'établir, étant donné l'état de nos travaux sur ce sujet.

Nous commencerons donc par les dentiers haut et bas ordinaires : plaques d'or, gencives creuses, dents montées sur une base de caoutchouc). Pour simplifier et rester clair, nous ne construirons

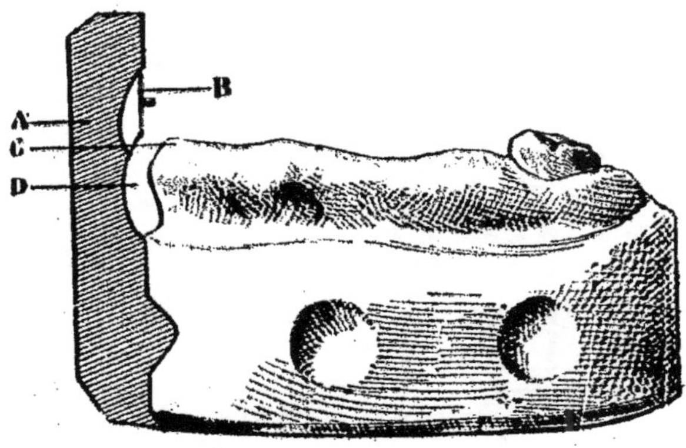

Fig. 14

A. Plâtre de couverture, B. Dent minérale, C. Crête maxillaire (plâtre du modèle), D. Espace occupé par la fausse gencive.

qu'une seule pièce du dentier, la pièce supérieure, la même technique pouvant être suivie à la lettre pour l'appareil inférieur. Le dentier sera monté entièrement en cire, présenté dans la bouche exactement comme s'il devait être à finir en caoutchouc.

Retouches, positions des dents, antagonisme, tout ayant été reconnu parfait, le travail d'or commence.

L'appareil supérieur, monté en cire, sera reporté sur le modèle de plâtre (fig. 13), dans lequel on aura pratiqué quatre ou six cupules A, B, C, — sur toute la partie externe de la base.

La pièce en cire étant bien collée contre le modèle, toutes les faces labiales des dents X, la gencive Y, et le plâtre Z seront bien huilés, puis une bonne couche de plâtre délayé sera appliquée sur l'ensemble et emboîtera le tout, comme le montre la ligne pointillée, de M à N (fig. 13). L'opérateur avisé comprendra de suite que cette couverture de plâtre constituera le moulage de la partie externe du dentier en construction; ce moulage, une fois durci, donnera la place exacte que devront occuper les dents sur la nouvelle cire base, qui deviendra par la suite la cire perdue du coulage en or. La cire d'essayage enlevée à l'eau chaude ou par tout autre moyen, nous nous trouverons en face du modèle revêtu de sa couverture externe de plâtre dans laquelle les dents minérales seront suspendues. La figure 14 montre le profil du modèle avec coupes de la couverture de plâtre).

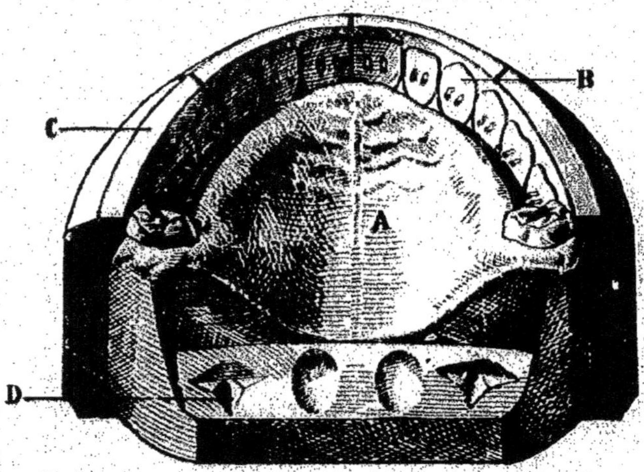

Fig. 15

Cette première opération assurant la position externe des dents effectuée, il faut encore, avec une scie assez fine, sectionner l'entourage de plâtre en trois ou quatre morceaux suivant la courbure du dentier, comme l'indique la figure 15.

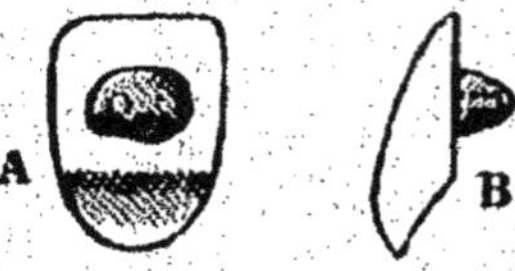

Fig. 16

A. Dent de face, B. Dent garnie de cire en cône.

Nous avons dit plus haut que la cire d'essayage avait été enlevée. Les dents sont donc suspendues. Nous devrons à présent, sur les crampons de chacune laisser couler une gouttelette de cire rose ordinaire, afin de réunir les deux crampons, et en faire un petit cône sans toutefois déranger les dents de leur lit de plâtre (fig. 16).

Quand chaque dent aura ainsi reçu son cône de cire enrobant ses deux crampons (fig. 16), nous huilerons : modèle A, dents et crampons enchapés de cire B, plâtre d'assemblage C, puis enfin la base du modèle D où se trouvent les deux cupules et les deux croix

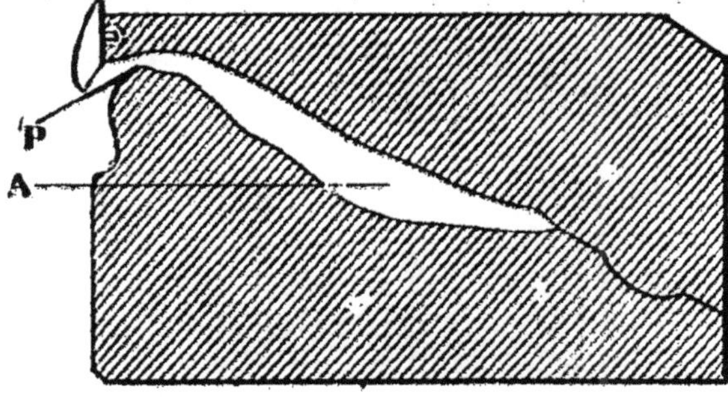

Fig. 17

(fig. 15). Ce tout huilé fortement recevra du plâtre délayé qui englobera les dents, le palais, les bords du plâtre d'entourage pour venir dans les cupules et les croix D assurer des points de repère.

Le plâtre central durci, si l'on s'avise de retirer les sections du plâtre d'entourage, on s'apercevra vite que la dent est main-

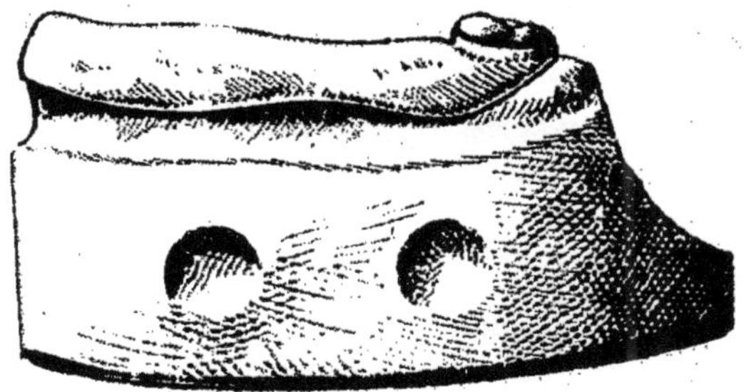

Fig. 18

tenant tenue de l'intérieur par ses crampons. Si on enlève successivement les trois ou quatre morceaux constituant l'entourage, toutes les dents seront tenues en place par les crampons, leurs faces labiales ainsi que la gencive restant visibles (fig. 17).

L'espace A qui logiquement ne devrait pas encore exister sur notre modèle (fig. 17) vient d'être fait pour donner la place de la plaque de cire. Avec un couteau, nous avons enlevé simplement la ronde bosse qui s'appuyait sur la voûte palatine et la crête maxillaire P. (fig. 17).

L'exécution de la « cire perdue » étant devenue possible par suite de l'établissement de ce moule et contre-moule assurant la place assignée aux dents, il sera facile maintenant d'édifier le reste du travail. Il ne demandera qu'un peu de soins et de délicatesse de doigté; si l'on y réfléchit bien, on s'apercevra vite que ce travail naguère impossible, se réalise, à la presse, avec une rapidité et une simplicité très grandes.

Sur le modèle dépouillé des deux entourages (moulages de la place

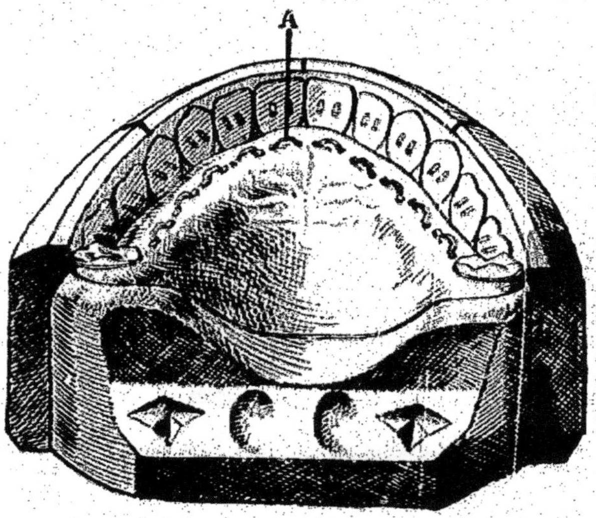

Fig. 19

des dents) externe et interne, c'est-à-dire le modèle nu, nous appliquons à la façon ordinaire, avec tampons d'ouate trempés dans l'eau chaude, la plaque de cire spéciale au 6 qui deviendra la plaque d'or.

La plaque en place, fine, sans heurt, bien découpée (fig. 18), nous réappliquons les trois parties de moulage externe portant les dents disposées selon leur ordre (fig. 19). Cette manœuvre a pour but de présenter les dents à leur place sur la plaque de cire, afin de pouvoir préparer la série des petits arceaux de cette matière (fig. 19), figurés par A, lesquels sont destinés à fixer le caoutchouc qui tiendra plus tard les dents sur la plaque d'or. Cette série d'arceaux sera d'autant plus utile qu'elle sera mieux placée afin de ne pas gêner la confection des talons en caoutchouc blanc. Elle viendra donner une grande rigidité si tous les arceaux sont bien symétriques et sans solution de continuité, sans pour cela alourdir la plaque.

Ce travail exécuté, il faudra maintenant s'occuper de la gencive,
point central de cette longue dissertation. Pour l'établir, il suffira de
transporter les dents sur l'autre partie du moule, c'est-à-dire sur la
partie où les crampons des dents sont piqués dans le plâtre (fig. 20),
les dents se trouvant maintenues au-dessus de la crête maxillaire.
Le petit cône de cire étant resté dans le plâtre, rien ne sera plus facile
que de faire tenir les dents sur ce plâtre ; il suffira de faire
chauffer l'extrémité des crampons à la flamme d'une lampe à
alcool et de les enfoncer dans le cône de cire, lieu de leur logement.

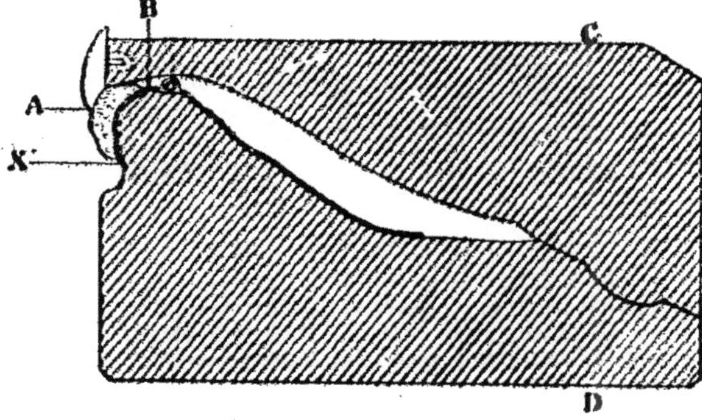

Fig. 20

Si, maintenant, on replace ce contre-moule portant les dents sur
le modèle (fig. 20), le vide existant entre la base de la dent A et le
haut de la crête maxillaire B devra être comblé par la fausse
gencive, l'or ne pouvant guère remplir ce but à cause du poids et...
du prix. Notre procédé original de combler cet espace par « du vide »
vient à point permettre de solutionner ce problème et de réaliser le
dentier tout en or creux; celui-ci acquiert, malgré la faible épaisseur
(un dixième de millimètre) de la plaque, une étrange solidité due à la
gencive creuse.

Replaçons donc le contre-moule comme il est dit plus haut. Pendant qu'on le tiendra en place sur le modèle, — modèle et contre-modèle
pincés entre le pouce et l'index de la main gauche, aux points C et D —
(fig. 20) on remplira de revêtement fin tout l'espace laissé libre entre
la base des dents A et la partie gingivale de la plaque jusqu'au bord
X de la cire base de plaque.

Quand ce revêtement fin sera durci, on le taillera comme on taille la
gencive d'un dentier en caoutchouc, mais en l'amincissant beaucoup.

On fera tout son possible pour dégager tout le bord de cire X, afin qu'il soit entièrement vierge de revêtement. L'appareil se présentera alors comme l'indique la figure 21, dont la légende achèvera l'explication.

A présent que le revêtement est durci et taillé, il suffira de le

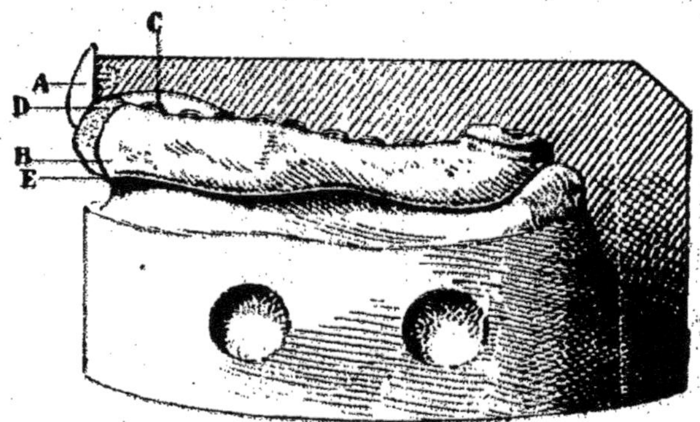

Fig. 21

A. Dent; B. Plaque de cire ; C. Arceaux ; D. Revêtement durci comblant le vide entre la plaque et la dent; E. Bord de la plaque de cire qu'il faut laisser libre, c'est-à-dire sans la moindre parcelle de revêtement.

recouvrir d'une bande de cire au 6 d'épaisseur pour le garnir de façon que cette nouvelle couverture prenne sa base sur le bord E

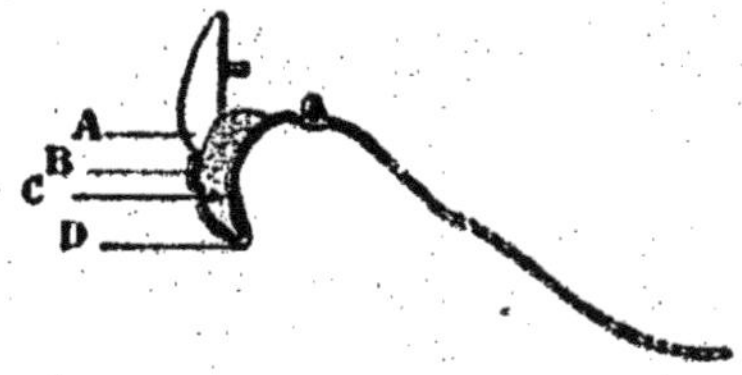

Fig. 22

A. Dent à son pied base ; B. Couche de cire que l'on vient d'ajouter; C. Bloc de revêtement; D. Base de la plaque avec les deux cires se confondant en s'unissant étroitement.

de la plaque (fig. 21), afin de sertir le pourtour · · base des dents (fig. 22).

Si on retire le contre-moule emportant les dents, il res   ' plaque qui, vue en coupe, présente l'aspect de la figure 23.

A notre avis, le trou de coulée devra se trouver à l'intersection des deux feuilles de cire (gencive et plaque).

Nous devons, à présent, tremper le modèle dans l'eau, afin d'humecter le noyau de revêtement, et recouvrir, comme d'habitude, la plaque entière de revêtement fin, puis de gros revêtement ; suivre en un mot la technique ordinaire du travail à la presse.

La plaque ainsi obtenue pourra être mince au 1/10 de millimètre, grâce à la gencive creuse, elle aura la solidité d'une plaque extra-épaisse.

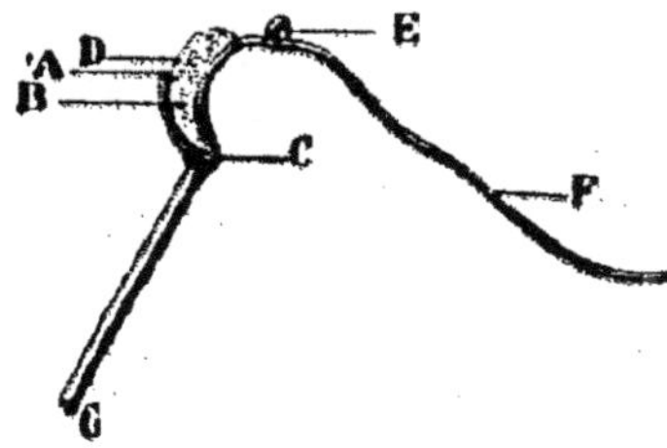

Fig. 23

A. Plaque de cire couvrant en B le morceau de revêtement ;
C. Suture des deux plaques qui n'en font plus qu'une seule emprisonnant un noyau de revêtement sur deux faces ;
D. Emplacement de la base de la dent minérale ;
E. Arceaux qui tiendront le caoutchouc ;
F. Palais ; O. Pointe de coulée.

Une légère couche de caoutchouc rose, aminci par traction, suffira à recouvrir la face visible de l'or.

Le reste de la pièce sera confectionné à la manière d'une plaque estampée sur laquelle on aurait fait tenir les dents dans le caoutchouc.

N.-B. — Nous recommandons, pour établir ces plaques, de les chauffer lentement au gaz, et de ne les couler que lorsque le moule est très rouge, et que le revêtement gros grain devient jaune soufre, par la chaleur. Fermer la presse assez fortement. Les rondelles d'amiante devront être fortement humides, mollettes et bien imbibées, mais non ramollies à l'excès.

LES CHAPEAUX D'OR

LEUR EMPLOI SUR LES APPAREILS

d'Or ou de Caoutchouc

Lorsqu'une articulation trop basse ne permet pas d'employer les molaires dans la totalité de leur hauteur, nous sommes obligés soit d'amputer le talon de façon disgracieuse, afin de loger les tubercules antagonistes, soit même de supprimer totalement la dent en émail pour la remplacer par un simple talon de caoutchouc blanc; cela peut nuire, non seulement à l'esthétique, mais encore à la qualité de l'appareil qui perd en son point d'occlusion une grande partie de sa force, le caoutchouc blanc s'usant rapidement.

Le chapeau d'or à talon creux exécuté à la Presse peut venir à propos aider à vaincre cette difficulté prothétique qui se rencontre encore assez fréquemment. Supposons, par exemple, le cas de la figure 24. La molaire inférieure A, ne rencontrant plus d'antagonisme à la mâchoire supérieure depuis des années, est montée et a presque comblé l'espace B dans lequel il faudra intercaler une grosse molaire complétant de ce côté un appareil prothétique en caoutchouc. Il est évident qu'une dent raccourcie de la sorte sera peu recommandable parce que, attaquée sous ses crampons, entamée sur sa face triturante, elle ne conservera ni forme ni solidité.

Nous remplacerons donc cette molaire par une capsule d'or à vingt-deux carats, coulée à la Presse, imitant une couronne d'or fixe qui nous donnera satisfaction à tous les points de vue.

Une plaque de cire base ayant été appliquée sur le modèle, les dents seront ajustées et collées comme d'ordinaire, sauf toutefois à l'endroit où l'édification du chapeau d'or sera rendue nécessaire. Sur cet endroit (fig. 25) on déposera un petit monticule de revêtement fin, pointillé en A sur la figure. Sur la face triturante des dents on placera une feuille de papier à cigarettes représentée par notre petite ligne horizontale pointillée B.

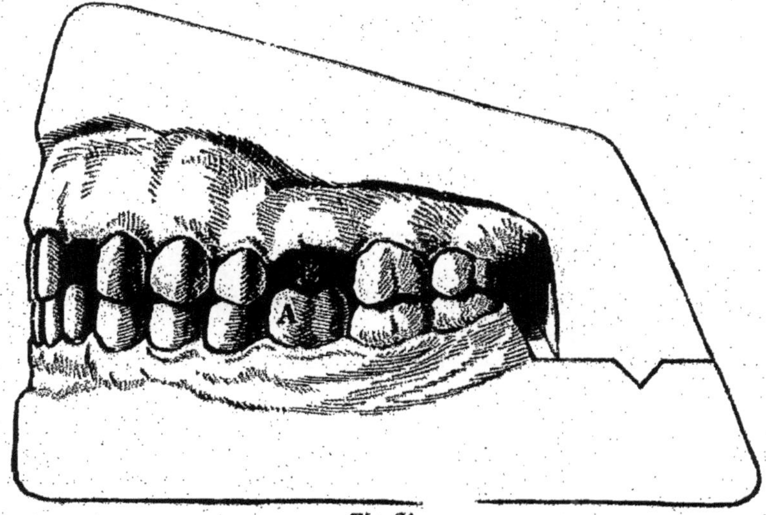

Fig. 24

Le modèle du bas sera alors appliqué et appuyé de telle sorte qu'en écrasant le papier à cigarettes, on imprimera dans le revêtement la forme de la dent antagoniste, bien à fond. Lorsque le revêtement sera complètement durci, il sera taillé, raccourci, réduit comme volume, afin de pouvoir supporter à son tour une couverture de cire (spéciale à la fonte).

Lorsque cette cire, durcie à l'eau froide, aura acquis par une savante manipulation la forme et l'épaisseur que lui laissera l'antagonisme, une pointe de canif décollera la base de revêtement qui entraînera la capsule de cire. De la sorte, cette dernière ne sera nullement déformée. L'épingle de trou de coulée sera placée sur le point le plus épais, ce qui donnera assez bien le dispositif de notre figure 26.

Cette capsule d'or une fois coulée, finie, polie, sera noyée dans la pièce de caoutchouc où elle conservera sa place, grâce à de petites griffes d'or soudées après coup, à des encoches, à des crans..., bref

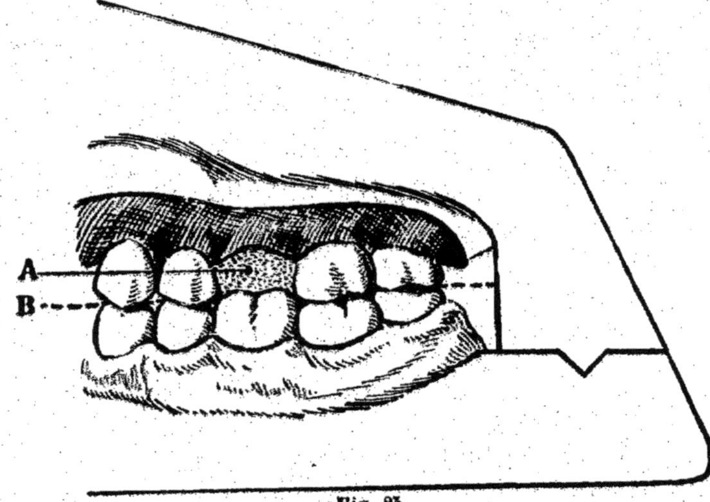

Fig. 25

à tout ce que l'imagination du praticien trouvera de plus pratique pour assurer sa bonne tenue.

Ce procédé, qui nous est aussi personnel que la majeure partie

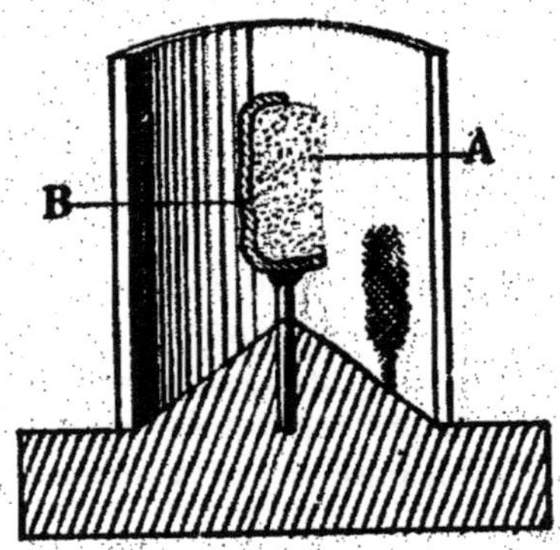

Fig. 26

A Revêtement fin.
B Couverture de cire à couler en or.

des travaux publiés par nous, nous a rendu depuis longtemps les plus grands services, alors même que nous nous servions de capsules estampées.

Avec la presse son application se vulgarisera, nous en sommes certain, car son exécution est rendue on ne peut plus aisée ni plus rapide.

Sur les plaques d'or le procédé peut être appliqué et même étendu à un très grand nombre de cas. La technique à employer sera la même que celle que nous avons imaginée et précédemment décrite pour les gencives en or creux ; mais tout le travail se fera d'une seule coulée.

LES DENTS A PIVOTS A TALONS CREUX

Nous pensons, comme bon nombre de nos confrères, que ce n'est pas sans inconvénients qu'on fait porter à une racine un poids mort inutile, surtout lorsque cette dent n'a que peu ou pas d'antagonisme avec les dents de rencontre.

Une grosse molaire en or massif, par exemple, montée sur deux ou trois racines, avec au moins deux pivots de platine, sera bien lourde;

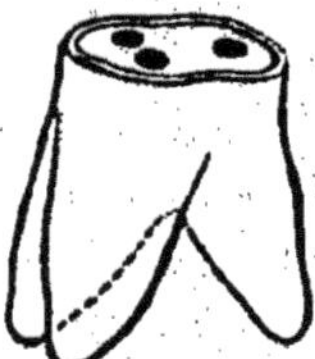

Fig. 27

aussi semble-t-il préférable de la faire creuse. Cela permettra en outre de profiter de la divergence des racines pour assurer les points de rétention de l'organe artificiel.

Le travail sera des plus simples si nous empruntons le secours de l'or coulé et presque irréalisable sans lui.

Pour établir une couronne de grosse molaire creuse, prenons, comme disait Brillat-Savarin, une racine (fig. 27).

Nous ne pouvons penser à la baguer; la racine est vieille et profondément creusée par la carie, mais aseptisée par un traitement soigneux. La divergence de la racine palatine est si grande, que nous ne pourrons penser à employer trois pivots fixés sur la plaque base ;

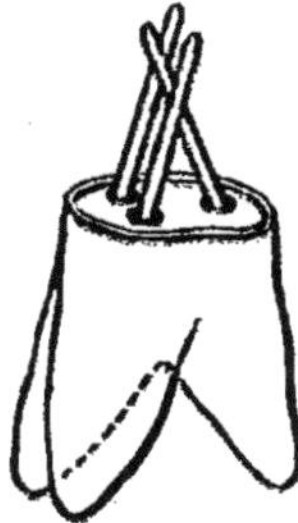

Fig. 28

deux seulement seront fixes, le troisième restera mobile, mais sans rotule, afin de pouvoir servir de clé de rétention à toute la dent; nous nous expliquons :

Les canaux bien préparés, le fil de platine iridié choisi à la grosseur voulue, mais ne forçant pas dans les racines, un morceau de ce fil

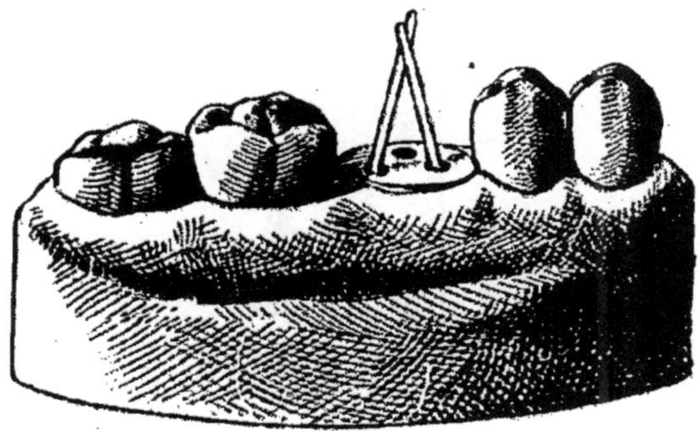

Fig. 29

sera placé dans chacun des trois trous, ces trois morceaux de fil dépassant d'environ 1 centimètre de la racine (fig. 28).

Avec un demi porte-empreinte, nous prendrons un modèle au plâtre de la racine avec ses pivots.

Bien entendu, ce modèle sera brisé en le retirant de la bouche, mais nous comptons sur l'adresse de nos lecteurs pour le reconstituer.

Ce travail réussi, on prendra la peine avant de couler le modèle d'enduire d'une légère couche de cire les trois pivots qui présentent leurs pointes en l'air, ce qui permettra en les chauffant, une fois le modèle coulé, de les sortir facilement de leur alvéole de plâtre afin

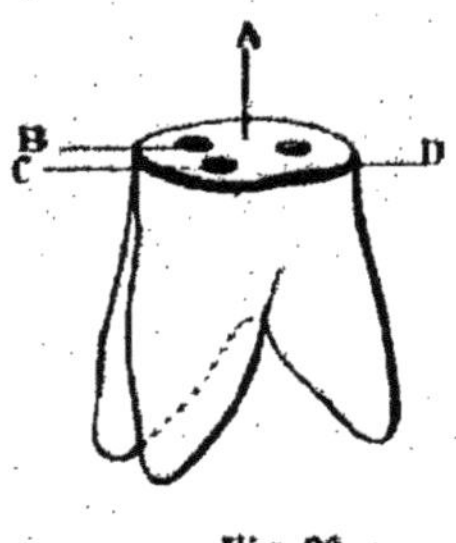

Fig. 30

d'exécuter le travail de cire spéciale nécessaire pour établir la monture de la dent.

Le modèle ainsi obtenu est représenté fidèlement par la figure 29.

Avec une empreinte du bas il sera facile de retrouver les points d'antagonisme.

Sur toute la partie A (fig. 30), est appliquée une couche de cire

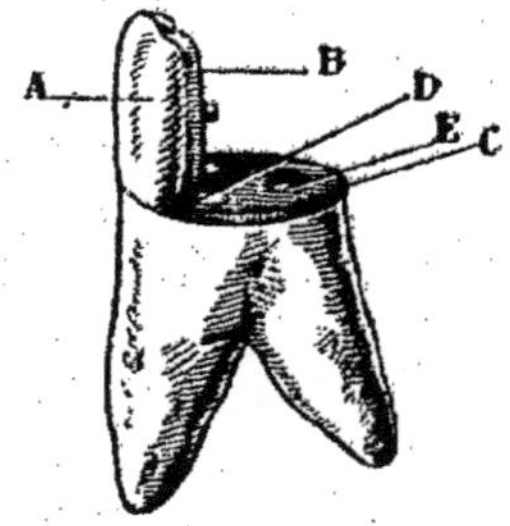

Fig. 31

A Dent
B Contreplaque de cire
C Plaque base en cire
D Soudure de la contreplaque à la base
E Trou de passage du 3e pivot divergent

spéciale dans laquelle, après les avoir enduits de cire collante, nous introduisons à chaud les deux pivots parallèles B et C (racines labiales), qui seront *collés fortement* et raccourcis presque au ras des trous. On décollera dans l'eau froide cet embryon de travail, puis on le replacera. Le troisième pivot (celui de la racine divergente palatine) sera huilé, puis placé dans sa cavité, simplement pour indiquer,

dans la cire base D, la place où il passera au moment du fixage définitif de la couronne dans la bouche.

La dent minérale plate, contreplaquée d'une bonne épaisseur de
cire spéciale n'adhérant ni à la dent ni aux crampons (1) sera
présentée sur la plaque base (fig. 31), comme l'indique la légende.

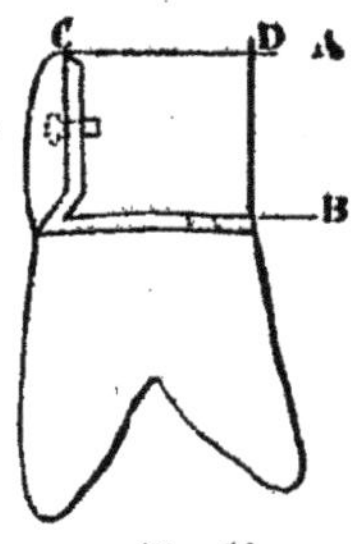

Fig. 32

Le travail arrivé à ce point, s'assurer que la dent A peut aisément
se retirer de sa contreplaque de cire, sans rien déranger, puis
la remettre en place.

Il est facile, toutes les bases ainsi préparées et offrant les formes
et positions que montre la figure 32, de placer sur l'ensemble de la

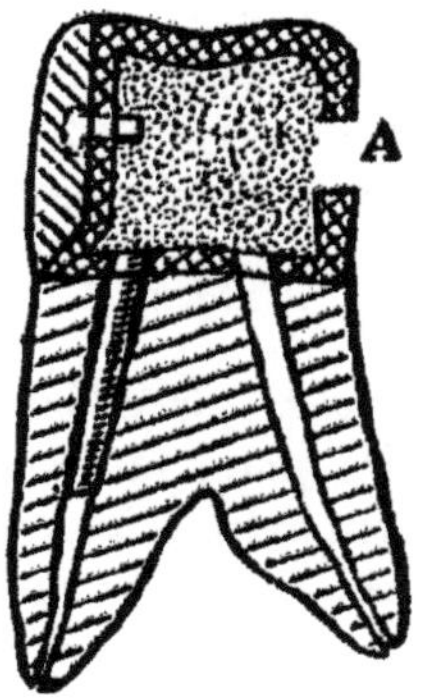

Fig. 33

dent une butte de revêtement fin entre B, C, D, revêtement auquel,
une fois durci, on donnera la forme externe que l'on désire affecter à
la reconstitution de la couronne.

Le revêtement, soigneusement façonné et articulé, devra être à ce

____

(1) La dent et les crampons auront été préalablement huilés avant l'application
de la contreplaque de cire.

moment environ 2 millimètres moins haut (articulation), c'est-à-dire moins épais, que sur le travail fini, car ce noyau de revêtement sera couvert à son tour de la couche de cire spéciale qui constituera la croûte d'or et formera les tubercules et le pourtour buccal de la dent. Cette croûte de cire à transmuter en or, nous la simulons sur ce dessin (fig. 33) par un grisé quadrillé. Au milieu du talon face linguale un trou rond sera ménagé dans la cire, en A, qui laissera le revêtement interne à nu, afin que le recouvrement de masse soutienne à sa place le noyau pendant la coulée.

Nous avons vu, durant toute la description de ce travail, que nous avions l'intention de ne fixer que deux pivots dans les racines

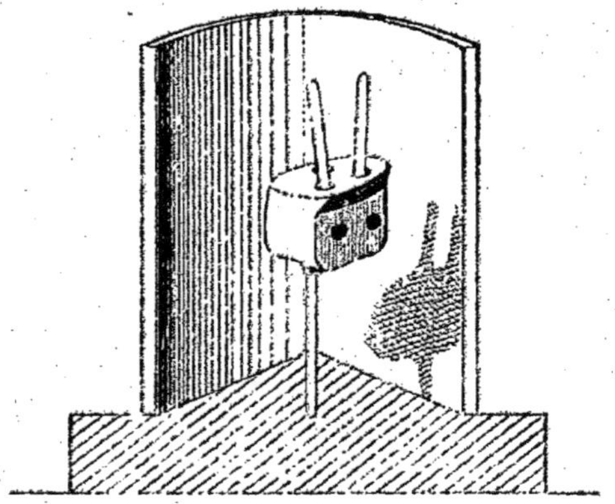

Fig. 34

externes, le troisième ne sera placé dans sa cavité que lorsque la coulée sera faite, c'est-à-dire quand la cire sera transmutée en or.

La dent minérale, bien entendu, sera retirée de sa niche de cire avant la mise en revêtement. Le travail préparé sur son socle, prêt à recevoir son revêtement, se présentera selon la figure 34.

Sur la face linguale du talon de la grosse molaire, afin de pouvoir placer le troisième pivot, il sera prudent d'élargir avec un gros foret puis avec une fraise à racine le trou central, F, qui servira : 1° à vider la dent de son contenu (noyau de revêtement); 2° à s'assurer du bon passage des deux crampons de la dent qui doivent dépasser de leurs pointes dans le vide du talon creux; 3° enfin, au moment du scellement de la dent dans la bouche à enfoncer le troisième pivot bien à sa place (fig. 35) avec la pointe de l'instrument G.

La dent une fois fixée sur sa racine, son pivot de racine palatine bien enfoncé, il ne restera plus qu'à introduire par le trou F une

certaine quantité de ciment qui remplira la carcasse d'or. La dent
minérale enduite de ciment sera, elle aussi, appliquée dans son logement. Le ciment, une fois durci, fixera tout le travail qui acquerra
de la sorte une solidité et une légèreté incomparables.

Si par un raffinement de luxe il paraissait désagréable de rencontrer une partie de ciment sur « le ventre » de la molaire, rien
ne serait plus facile que d'y loger un bouchon d'or ou inlay pré-

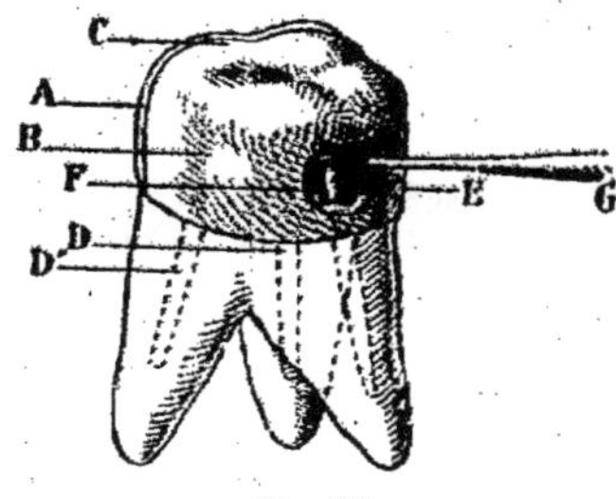

Fig. 35

A Dent minérale réappliquée dans son logement d'or
B Corps creux de la molaire
C Contreplaque qui fait corps avec le reste de la capsule tubercule, corps creux
D et D' Pivots dans les deux racines labiales
E Pivot de la racine palatine ou pivot mobile qui sera enfoncé à fond par le trou
    pratiqué en F dans la face linguale de la molaire
G Spatule enfonçant le pivot à sa place

paré pour cela, ou tout simplement d'y fixer un bloc d'or tourné au
tour (1).

Deux points essentiels sont à observer dans l'exécution de ce travail : le premier, de bien ordonnancer la conception de la dent ; le deuxième, de faire les cires délicates, minces, aux endroits qui fatigueront
peu afin de bien tirer parti des avantages du travail en creux, et ne
pas s'imposer de dépenses inutiles de métal.

-----

(1) LÉGER-DOREZ. Bloc d'or tourné au tour pour l'obturation des dents. — *Progrès Dentaire* (août 1901).

DENTS A PIVOTS DONT AU MOINS UN MOBILE

La chute d'une dent à pivot provient presque toujours de ce que les deux pivots sont soudés soit à la coiffe, soit à la plaque.

Elle provient aussi de l'allongement de la racine dévitalisée qui est exp⋯⋯ mécaniquement de l'alvéole par hypertrophie lente des

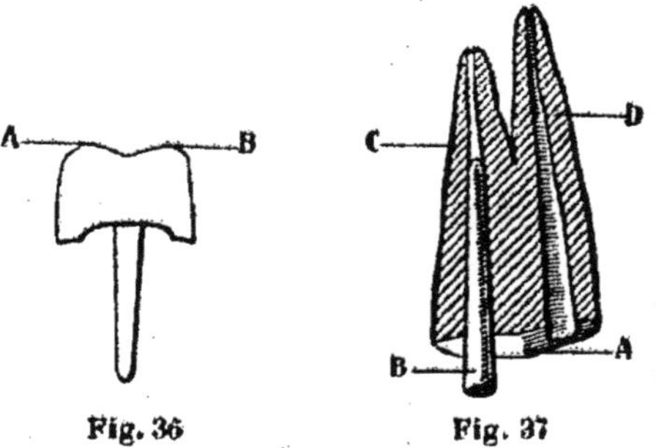

Fig. 36   Fig. 37

ligaments périphériques; cet allongement contrarie l'antagonisme qui, venant se faire sur les tubercules aux points A et B (fig. 36), risque de mettre à mal, par ébranlement, la dent, même celle à un seul pivot central. Pour essayer de donner une plus longue durée à nos travaux fixes, nous avons adopté depuis de longues années le montage à deux pivots pour les petites molaires, à deux ou à trois pour les grosses; le pivot externe ou l'interne seulement est soudé, suivant le cas, pour les premières, un seul ou deux pour la grosse molaire, mais jamais les trois, nous contentant d'enfoncer le pivot mobile dans la racine divergente, ce pivot venant cacher sa tête de vis dans une fraisure (1).

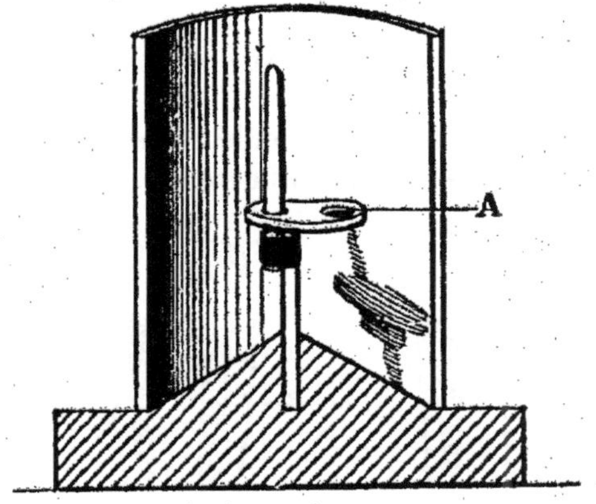

Fig. 38

Voici, avec quelques figures, le montage tel que nous le comprenons en or coulé. Sur une racine de petite molaire supérieure (fig. 37), nous plaçons en A une petite boulette de cire spéciale qui est écrasée avec le doigt contre l'extrémité à couvrir de la racine. Cette boulette de cire façonnée en plaquette mince comble d'une façon

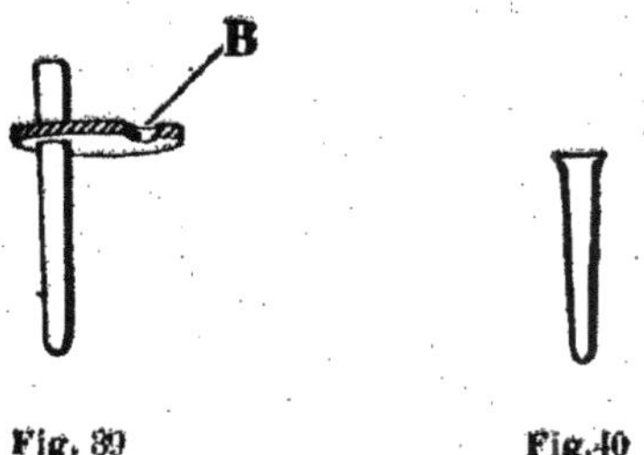

Fig. 39   Fig. 40

parfaite la cavité cariée de la racine. Immédiatement après que l'on a séché la surface de cette cire, le premier pivot B, préalablement enduit de cire collante, est enfoncé chaud dans la racine C. Après refroidissement à l'eau froide, on tire sur l'extrémité du pivot B, et

____

(') Les dents à pivots à talons creux, p. 36.

cet embryon de travail vient facilement hors de son logement. Le tout étant remis en place, le second pivot chaud, *mais huilé*, est à son tour enfoncé dans le pertuis pratiqué dans la racine D ; mais celui-ci, (tandis que l'on maintient l'autre pivot et la plaquette de cire bien en place avec une main), est retiré de la racine D ; puis remis après un nouvel huilage et enfin retiré après que l'on s'est assuré que rien du travail n'est dérangé. L'épingle du trou de coulée sera collée près du pivot B. Ce travail se présentera sur son socle de coulée comme on le voit figure 38.

Dès que ce petit appareil sera coulé, il sera rapproché de la racine pour l'essayage. Si rien n'a été dérangé, l'ouverture du trou A

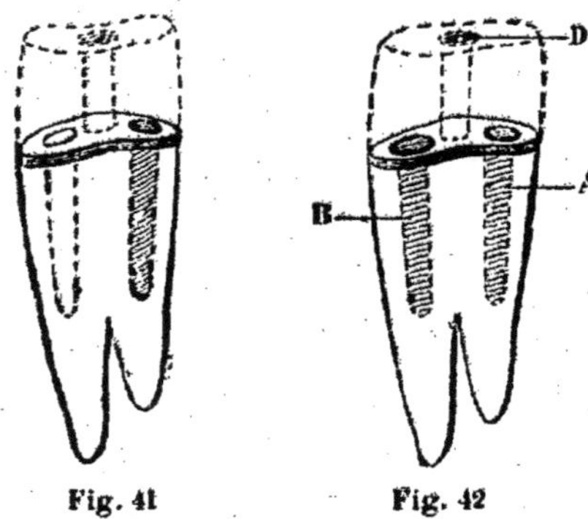

Fig. 41   Fig. 42

sera fraisée (fig. 39), afin de recevoir le pivot d'or ou de platine qui lui, portera, à sa partie correspondante au trou fraisé B, une petite tête en forme de vis (fig. 40) ; cette tête viendra, au moment du placement définitif, se noyer complètement dans la fraisure B (fig. 39).

Sur la racine, le travail ainsi préparé se présentera selon la figure 41. Il est facile à présent d'appliquer soit une dent à tube, soit une couronne Bonwill, soit même une couronne de dent naturelle.

Si c'est une dent à tube, elle sera finement ajustée sur la plaquette dont le pivot soudé aura été rasé au ras de la plaque ; le nouveau pivot de la dent à tube sera collé à la cire résineuse sur la plaquette ; puis, la dent retirée, ce troisième pivot sera soudé après mise en plâtre et terre. Pour la couronne Bonwill, le même procédé s'impose ; quant à la dent naturelle, deux ou trois petits crampons de platine suffiront à la tenir très fortement (1).

La pose dans la bouche de la dent ainsi présentée sera des plus simples (fig. 42).

---

(1) Capsules de dents naturelles sur chapeaux or coulé, voir page 80.

La plaquette portant le pivot soudé A, et le moyen de tenue de la dent D, sera placée au ciment sur la racine ; le ciment étant encore mou, le deuxième pivot mobile sera enfoncé enduit de ciment dans la logette B; puis enfin, avec l'excès de ciment, la couronne sera à son tour fixée sur son pivot D, ce qui terminera le travail.

Expliquer pourquoi une dent ainsi montée tient mieux qu'une autre, cela nous paraît difficile ; mais nous croyons que ce procédé permet de mieux employer la longueur des racines, et cela d'autant mieux que les angles obtenus à l'intersection des pivots et de la plaquette sont plus vifs, plus nets, que le ciment peut être mieux réparti sur toute la surface du logement du pivot et qu'enfin la plaquette en or coulé, plus juste, s'applique mieux à fond, car elle n'a pas à vaincre la moindre résistance dans l'enfoncement, résistance due à la divergence des pivots soudés. Bref, ce que nous pouvons affirmer, c'est que ce montage, même sans bague, nous donne une grande satisfaction, rend l'exécution du travail agréable, et le résultat de tenue est bien au-dessus de la moyenne.

LES BLOCS ET CHAPEAUX D'OR

A PERTUIS DE SÉCURITÉ

Dans le but de prévenir le retour possible des accidents d'infection dans les caries de quatrième degré, il est un procédé auquel aucun praticien, que nous sachions, n'a jusqu'ici fait allusion : nous voulons parler du *bloc et chapeau d'or à pertuis perméables.*

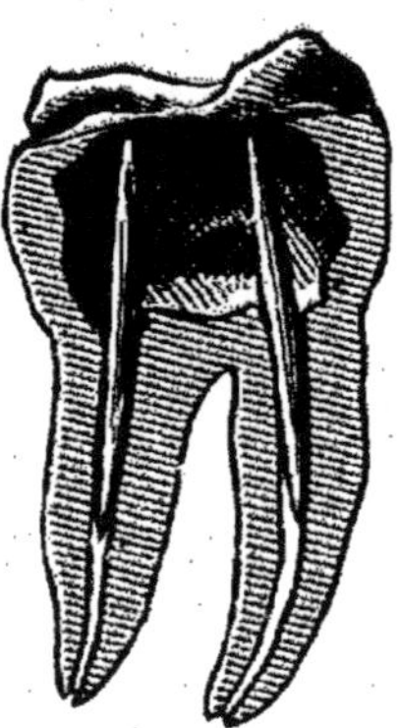

Fig. 43

Depuis quelques mois que nous le pratiquons, il nous a été, en deux circonstances, du plus grand secours et nous a permis de conserver deux molaires qui auraient nécessité l'extraction pure et simple.

Nous avons l'habitude, toutes les fois qu'il nous est donné de combler, soit avec bloc d'or fondu (1), bloc d'étain, d'amalgame ou même de recouvrir d'un chapeau d'or, une dent gravement atteinte, de pourvoir ces obturations « de moyens préventifs de sauvetage » pour le cas d'infection post-opératoire. Ces moyens sont de deux sortes qui ten-

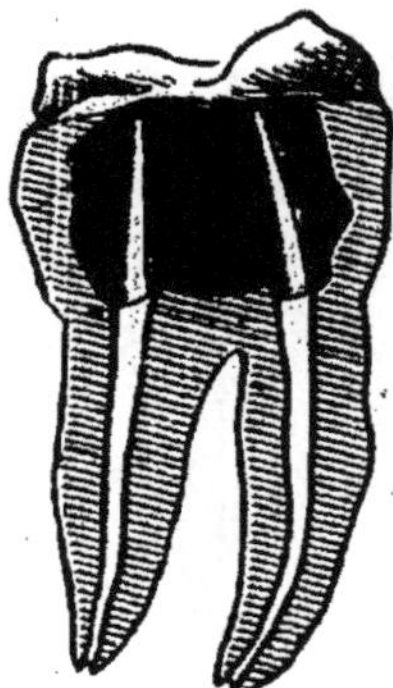

Fig. 44

dent à ce même but : pouvoir, après obturation, pénétrer dans les canaux sans la moindre difficulté et sans désobturer la dent. Quant aux inconvénients, il n'y en a pas. Voici la technique de ces deux procédés :

Pour les blocs, quels qu'ils soient, le moyen est des plus simples. Il consiste à perforer dans la masse (fig. 45) à l'envers avec un

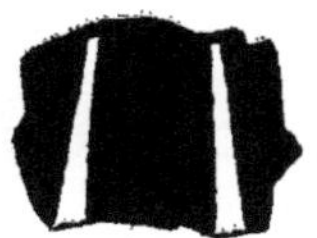

Fig. 45

foret, un trou qui correspondra aussi exactement que possible à l'orifice du canal, sans toutefois crever complètement la face triturante du bloc. Si la dent s'infecte, il suffira de recourir à ses notes et avec un foret d'attaquer la mince couche qui obture encore le pertuis au niveau de l'endroit désigné pour rencontrer celui qui con-

<hr>

(1) V. Pince et Presse Solbrig-Platschick (*Laboratoire*, 1907).
Léger-Dorez : L'Aurification moulée (*Monde Dentaire*, 1903).

duira juste à l'entrée du canal, pertuis qui aura été comblé de gutta avant le placement définitif du bloc. Ceci est le moyen simple, mais un peu empirique.

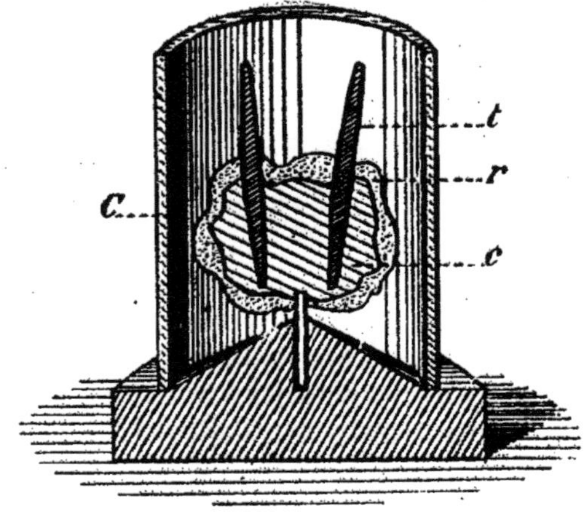

Fig. 16

C Cylindre — c Cire — r Revêtement — t Tige de fer cônique qui sera retirée avant de couvrir de revêtement.

Le second procédé permet de le faire d'emblée de fonte. On place dans les canaux de la dent à combler autant de tiges de fer recuit qu'il y a de canaux, tiges qui seront coupées à un millimètre au

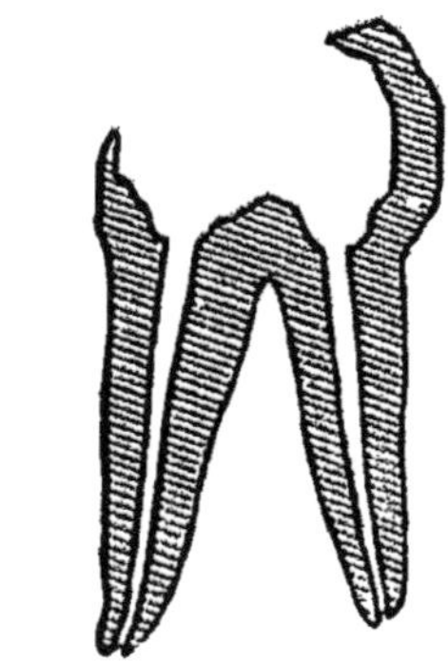

Fig. 17

moins plus bas que le point d'articulation de la dent antagoniste; ces tiges seront légèrement côniques et huilées. On confectionnera (en cire) le bloc dans la cavité, comme à l'ordinaire, mais les tiges côniques en fer recuit *devront être retirées de la cire* avant de placer la masse de cire dans le revêtement. Une fois le travail fondu, nous n'avons plus qu'à retirer le revêtement qui laissera dans le bloc d'or les deux pertuis que l'on devra remplir de gutta avant de fixer l'inlay

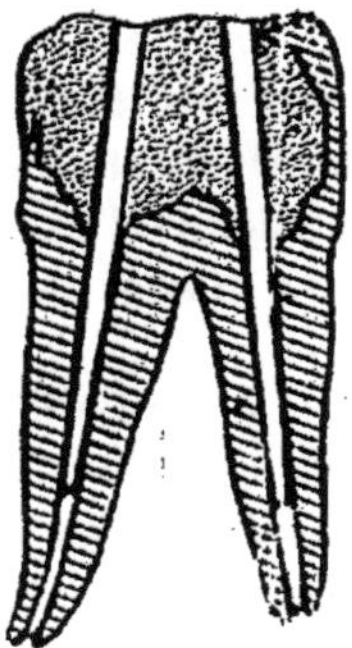

Fig. 48

dans la cavité. Ce dernier sera fixé soit avec du ciment, soit avec de la gutta de Hills.

Pour les chapeaux d'or ou tout autre métal, le procédé sera à peu près semblable. Mais au lieu de placer dans les canaux des tiges de

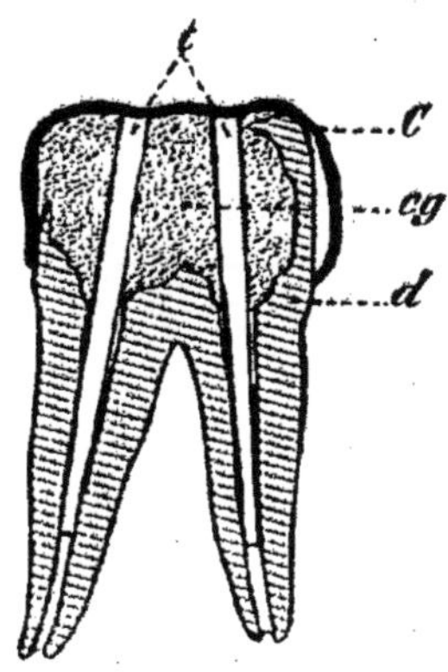

Fig. 49

C Chapeau, *cg* Ciment ou Gutta, *t* Tube de platine, *d* Dent.

fer, nous y placerons de minces tubes de platine, lesquels émergeront du fond de la cavité, de la hauteur primitive de la dent à recouvrir, moins 1 m/m 1/2 environ du point d'occlusion de la dent antagoniste, de façon qu'il y ait juste entre les extrémités de la partie « articulante » des tubes de platine l'épaisseur de la face triturante d'or du fond de chapeau.

Quand le chapeau sera placé comme le montre la figure 49, la face postérieure (du fond de chapeau) viendra s'appuyer sur l'extrémité « articulante » des tubes de platine. Il est cependant nécessaire d'ajouter, pour être clair, que les tubes de platine devront être introduits dans les canaux remplis de gutta et que ces tubes seront eux-mêmes occlus de la même substance. Ces tubes seront maintenus en place par une reconstitution de ciment que le chapeau d'or viendra coiffer.

Ce travail ne s'adresse pas aux infaillibles, qui n'admettent pas l'accident post-opératoire, mais à ceux — ils sont légion — qui pensent devoir prendre quelques précautions dans l'obturation des quatrièmes degrés. Il sera relativement facile avec les forets hélice de retirer la gutta, en suivant d'abord le pertuis puis le canal, et d'arriver enfin à continuer la désinfection par l'insufflation de gaz oxygène (1) véhiculant la médication appropriée ou par l'introduction et le séjour de drains désinfectants.

---

(1) Léger-Dorez. Le gaz oxygène dans le traitement de la pyorrhée alvéolo-dentaire et les trajets fistuleux. *Bulletin de l'Académie de Médecine*, 8 nov. 1904. (Concours du Prix Alvarenga). 1 brochure. Imp Paul Boudrez. Tours 1904.

ABRASION MÉCANIQUE

SA RÉPARATION PAR LES BLOCS D'OR

à Pivots creux

S'il est une réparation difficile à exécuter et de durée éphémère, c'est bien, entre toutes, celle de l'abrasion mécanique ; c'est celle qui nous offre le plus de difficultés dans son exécution et dans le choix des matériaux à employer.

Lorsque les molaires absentes laissent aux seuls groupes d'incisives les soins de la mastication, la difficulté devient souvent insurmontable, car les dents, s'incrustant les unes dans les autres, supportent mal la présence d'un corps obturant, à moins que les points d'antagonisme soient scrupuleusement gravés.

Le bloc d'or coulé vient heureusement à notre secours et nous apporte le *seul* moyen de réparer avec succès cet accident du vieil âge ou de l'imprévoyance de nos malades.

Sans prétendre absolument à la priorité du procédé, qu'il nous soit permis d'y croire, cependant, car l'expérience que nous vous apportons date de 1899, alors que nous expérimentions le bloc d'or coulé simplement dans la cupule de platine, à l'instar du bloc de porcelaine que nous avions décrit plusieurs années auparavant.

L'accident à traiter était le même que dans la plupart des cas d'abrasion mécanique : huit dents supérieures rencontraient neuf dents de la mâchoire inférieure, antagonisme bout à bout, chez un gros mangeur de 65 ans, solide gaillard qui avait, en même temps que ses aliments, « mangé » la moitié de ses dents.

Ce malade vint nous consulter pour des phénomènes inflammatoires au niveau d'une incisive centrale supérieure, phénomènes provoqués par la mortification du nerf de cette dent, un peu plus touchée d'abrasion mécanique que ses voisines par l'usage d'un porte-cigarette qu'il avait l'habitude de serrer à cet endroit.

Emballé que nous étions à ce moment par nos premières expériences de blocs d'or coulés dans des moules, nous nous empressions de confectionner, après guérison de l'organe, un de ces blocs et, pour assurer une tenue solide, nous profitions de la perméabilité du canal pour

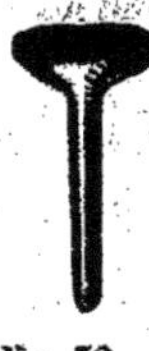

Fig. 50

y loger un bon pivot de platine qui traversait, en s'y soudant, le bloc d'or fondu; celui-ci avait alors la forme montrée par la figure 50. Ce bloc, placé sur la dent par un joint de ciment, se présentait sur son incisive, vue par sa face labiale, recouvrant de toutes parts, mais légère-

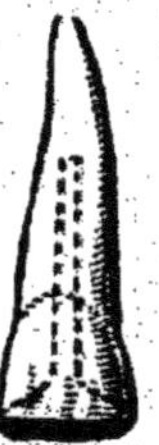

Fig. 51

ment, les bords et la totalité de l'abrasion (fig. 51). Au bout de quelques semaines, le malade nous suggérait lui-même l'idée de dévitaliser ses autres dents une par une, et en quelques semaines ses dix-sept dents restantes furent successivement armées d'un bloc d'or à pivot.

De nombreuses séances furent consacrées à retrouver l'antagonisme parfait à la meule et au crayon cela constitua même pour nous le plus pénible travail. Ce fut long, car nous n'avions pas à l'époque la merveilleuse méthode de fondre les blocs à la pince de Solbrig, qui reproduit avec beaucoup de fidélité les points d'antagonisme ; cela nous manquait totalement avec la coulée simple au chalumeau.

Nous avons revu ce malade le 5 mars dernier, revenant des Antilles, son lieu de résidence habituel.

Une seule petite molaire inférieure manquait à l'appel et de l'aveu même de notre malade cette vacance était due à une insuffisance de meulage d'un trop fort point d'antagonisme qu'il n'avait pas voulu finir de faire meuler plus avant, tellement cette dernière opération l'avait fatigué et crispé.

Voilà donc une consécration de dix années pour un procédé qui, employé avec l'or coulé à la presse, est appelé à donner des résultats meilleurs encore contre l'abrasion mécanique et pour la conservation des dents.

CONFECTION D'UN BLOC D'OR A PIVOT
EN OR COULÉ

Ce travail diffère peu de celui d'un bloc ordinaire ; néanmoins comme son emploi nécessite toujours la dévitalisation du nerf de la dent à traiter, quelques indications seront nécessaires pour que le procédé ne devienne pas néfaste aux dents traitées.

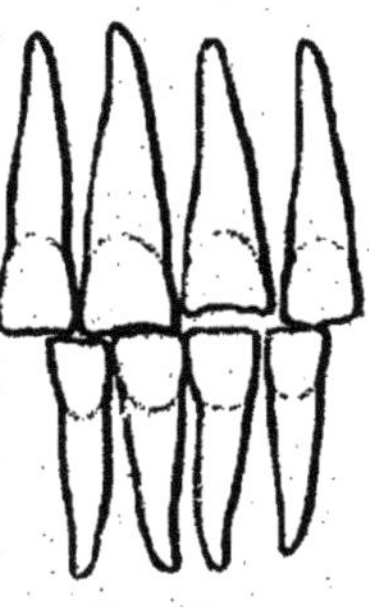

Fig. 52

Après la dévitalisation par le procédé de son choix, (compression de cocaïne, acide arsénieux), il est prudent de laisser l'organe à obturer en observation sous gutta pendant quelques jours après lesquels (sans retirer encore la gutta du canal) on taillera la dent de façon à assurer un certain espace entre les antagonistes qui sont la grande incisive supérieure côté droit de notre figure 52 et la grande incisive du bas du même côté.

Nos lecteurs ont de suite compris que l'espace ainsi créé entre les

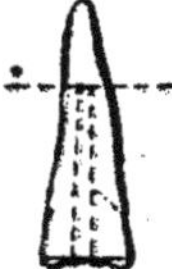

Fig. 53

points d'antagonizme est destiné à être comblé par le bloc d'or qui rétablira l'articulation un instant compromise.

La dent ainsi préparée, le canal sera débouché aussi aseptiquement que possible, son extrémité radiculaire obturée avec une pointe de gutta, préalablement trempée dans le chloroforme, environ jusqu'à la hauteur du trait horizontal de notre figure 53, afin de

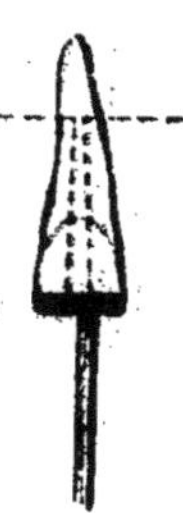

Fig. 54

laisser libre le reste du canal agrandi, pour y placer le pivot de platine.

A ce moment on ajustera d'une façon convenable un pivot tube de platine qui devra entrer et sortir très librement du canal. Ce pivot une fois à fond ne devra en aucune façon gêner l'antagonisme des mâchoires.

On enduira soigneusement l'extrémité libre du pivot-tube de platine avec de la cire résineuse, puis on collera sur cette extrémité une boulette de cire spéciale. Pivot et cire seront alors présentés sur la dent, le pivot dans le canal, et la cire soigneusement comprimée sur la face incisive à réparer, la pointe du pivot de platine l'épousant étroitement.

Le malade devra à ce moment assurer une morsure profonde et exécuter tous ses mouvements de fringalage habituels. On sèche la cire avec un peu d'alcool, après l'avoir façonnée convenablement. Il suffira alors de planter l'épingle qui servira de trou de coulée (fig. 54) et de l'installer sur son socle de bois, comme l'indique notre figure 55, pour lui faire subir la transmutation de cire en or à 22.

Avant la fixation du bloc d'or à pivot avec du ciment de son choix,

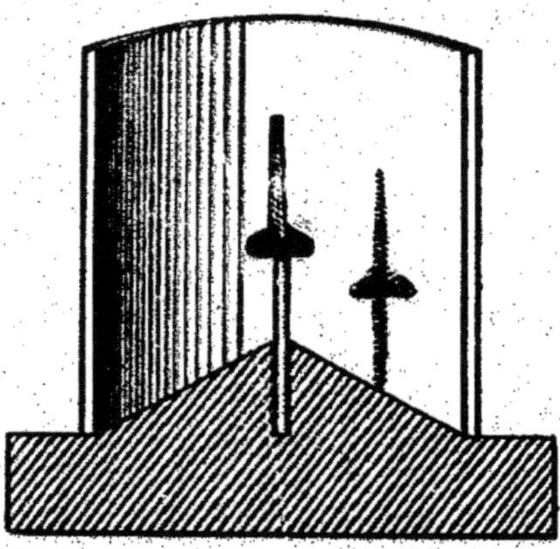

Fig. 55

nous recommandons d'une façon particulière l'essayage de la pièce et surtout la correction de l'antagonisme au papier bleu, afin d'avoir à exécuter le moins de meulage possible, une fois l'appareil en place. Nous recommandons aussi, à la place du pivot en platine rond, l'emploi de tube de platine assez gros, comme nous l'avons indiqué (1), ce qui permettrait de pénétrer à nouveau dans le canal de la dent traitée au cas où un accident septique viendrait en compromettre la stabilité.

____

(1) Les blocs et chapeaux d'or à pertuis de sécurité, p. 46.

LES BLOCS CREUX EN OR COULÉ [1]

Nous n'avons jamais bien compris l'acharnement déployé par certains confrères qui, pour arriver à confectionner des blocs d'or creux, ont eu recours à des moyens on ne peut plus compliqués, publiés en ces derniers temps, moyens nécessitant des crampons, des agrafes, bref, une manipulation des plus longues, et cela pour économiser

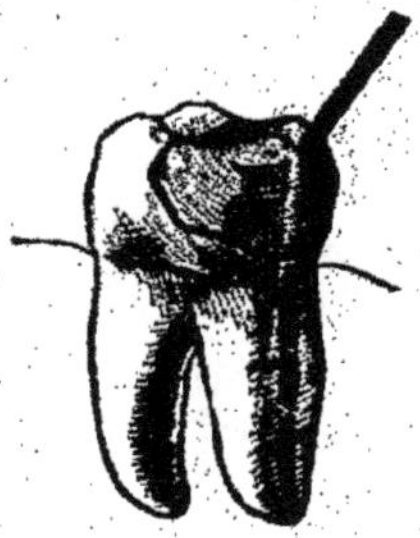

ig. 56

50 centigrammes d'or fin, soit 1 fr. 50 environ, alors qu'ils dépensaient 10 francs de temps.

Comme avec le procédé d'or coulé, tous les luxes sont permis,

---

(1) LÉGER-DOREZ, *Monde Dentaire*, 1909.

nous publierons, pour être complet, ce modeste mais simple procédé d'arriver avec le minimum de manipulations à confectionner un bloc d'or creux aussi économique et beaucoup plus rempli de rétentions que de prétentions.

Pour rendre notre besogne compréhensible, obturons une cavité de grosse molaire profondément cariée et entièrement dévitalisée

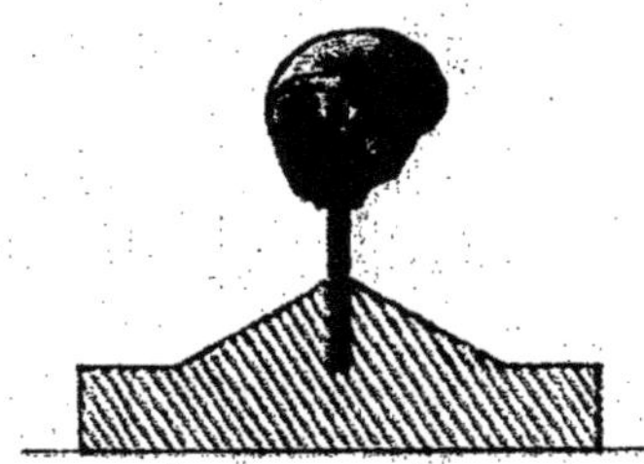

Fig. 57

dont le bloc peut bien, étant plein, peser deux grammes environ (fig. 56)

Le bloc en cire confectionné, l'épingle qui servira de trou de coulée placée à son centre, ce bloc de cire sera retiré de la cavité en tirant sur l'épingle et placé sur le socle en bois de buis (fig. 57).

Nous préparons du revêtement fin avec lequel nous enduisons le bloc de cire et l'épingle, comme le montre la figure 58 en laissant à découvert le culot marqué d'une flèche.

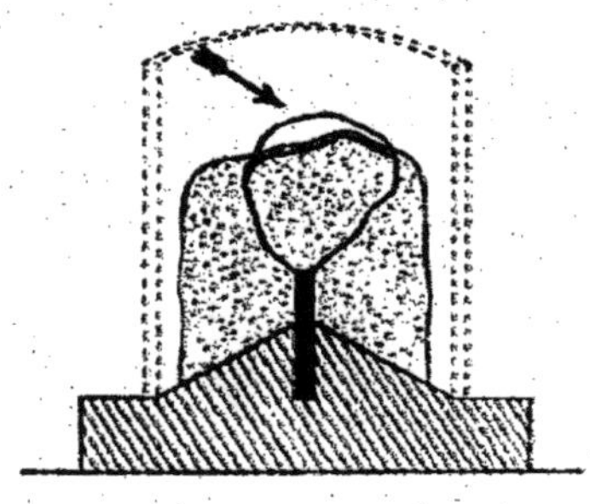

Fig. 58

Au moment où le revêtement est complètement durci, il ne reste plus qu'à évider la cire à sa convenance, la creuser aussi mince que l'on voudra, enlever même tout le culot désigné par la flèche.

Pour finir le travail, placer le cylindre figuré en pointillé (fig. 58) et, après avoir humidifié le premier revêtement, remplir avec soin, en évitant les bulles, le reste du cylindre avec du même revêtement fin.

Laisser sécher deux heures et couler. Le résultat sera le bloc creux économique résistant et qui n'aura coûté, en plus du bloc ordinaire, que le temps de laisser durcir la première partie du revêtement.

COURONNES DE LOGAN

ET DENTS A PIVOTS ENROBÉS (1)

Racines baguées ou non

En dehors des accidents septiques qui peuvent abréger l'existence d'une dent à pivot, sa désorganisation peut provenir de causes multiples : de voisinage, d'antagonisme, d'état. Si sur la dent fraîchement attaquée, on pratique une section bien nette à la sertissure de la gencive et si sa coiffe peut être appliquée très exactement sur toutes les parties de la section, la durée peut être longue.

Si au contraire l'avarie est de vieille date, que la carie ait creusé très profondément la racine en entonnoir, la conservation de la dent à pivot sera des plus éphémères et dépendra encore du procédé employé pour en obstruer la cavité, pour ne pas dire la caverne ou le puits.

Nous décrirons plusieurs procédés tous aussi applicables les uns que les autres, laissant au praticien le soin de discerner lequel de ces procédés il devra appliquer. A lui de choisir quand il pourra, avec plus d'avantages, utiliser la dent de Logan que celle à pivots enrobés et s'il devra baguer ou non la racine.

---

(1) Dubois, *Bulletin du Syndicat des Chirurgiens Dentistes*, 1909.

I

DE LA COURONNE DE LOGAN

Le travail en coulée, qui présente de si grands avantages, vient encore à notre secours et d'une façon des plus élégantes pour nous tirer d'embarras.

Supposons un des cas les plus fréquents : la racine de la canine supérieure creusée en entonnoir par une carie pénétrante. La carie nettoyée, écouvillonnée, aseptisée, mise en observation sous gutta, nous n'avons plus qu'à établir la dent à pivot qui a été choisie, « couronne de Logan », pour éviter les parties métalliques visibles. Si nous voulons l'installer sur la racine, qu'arrive-t-il ?

La dent minérale, venant s'appliquer par sa base sur les faibles

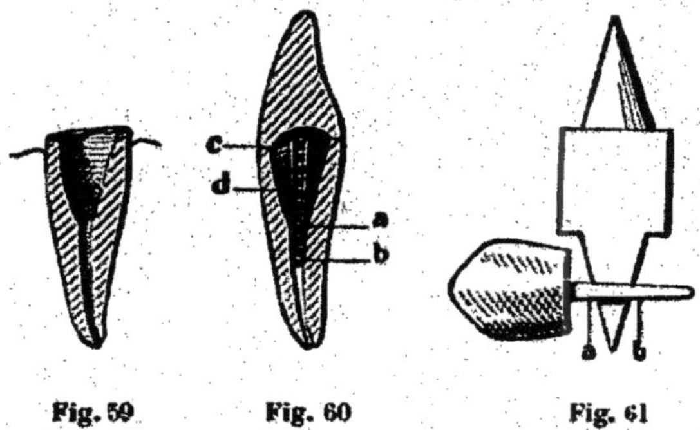

Fig. 59   Fig. 60   Fig. 61

crêtes de la racine minée en son centre, se présentera comme l'indique la figure 60.

On comprendra aisément le peu de garanties que peut offrir un pareil scellement n'empruntant sa résistance et sa tenue que dans la partie de racine restée solide et comprise entre *a* et *b* près l'apex de la racine, les parties de *c* à *d* devant être comblées par du ciment quelconque.

Combien sera désormais différente l'application de la même dent combinée et exécutée d'après notre méthode, avec l'aide de la presse.

La première phase du travail consistera à approfondir le plus possible la racine, sans toutefois intéresser l'apex, et à mesurer aussi exactement que possible toute la profondeur du canal pouvant être utilisé. Allonger, si besoin est, le pivot de platine de la couronne de Logan, qui sera battu au marteau sur une pointe carrée de bigorne, dans la partie comprise entre a et b (fig. 61).

On comprendra plus tard, pourquoi nous recommandons d'allonger le pivot entre *a* et *b*, plutôt que sur toute autre de ses parties.

Le pivot ainsi allongé, capable de toucher l'extrémité du pertuis pratiqué dans la racine, on s'occupera d'accommoder l'ajustement de la porcelaine, la position et l'antagonisme.

Tout est-il réglé convenablement, nous faisons ici intervenir le

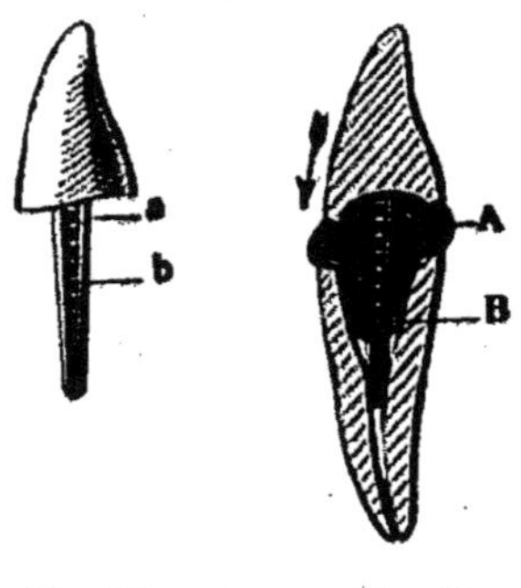

Fig. 62   Fig. 63

secours de l'or coulé pour combler le vide qui sans cela subsisterait entre les parties *c* et *d* (fig. 60) au grand préjudice de la solidité d'adaptation de la couronne de remplacement.

Sur le centre du corps du pivot, à l'endroit martelé *a b* (fig. 62) pour lui faire subir l'allongement dont nous avons parlé plus haut, après l'avoir enduit d'un renflement de cire (spéciale pour la fonte), on introduit la dent bien à la place qu'elle devra occuper sur la racine (fig. 63).

La cire molle A, fortement comprimée, emplira complètement la cavité ou entonnoir de la racine *b* ; le surplus de la cire sera expulsé en dehors. Avec une spatule on égalisera soigneusement le pourtour en « jointant » parfaitement la légère solution de continuité qui pourrait exister entre la dent en porcelaine et le bord extrême de la racine.

Après s'être assuré de la parfaite position et de l'antagonisme de la dent avec les inférieures, on retirera délicatement cette dernière qui entraînera son « cône de remplissage » momentanément en cire. C'est lui à présent que nous transmuterons (avec l'aide de la « Presse ») en or à 22 carats, en étain, en plomb, selon la qualité supposée de la racine. L'infériorité de la valeur vénale du métal employé sera en raison de la qualité de la racine.

La dent porteur de son cône de cire retirée de la racine, il restera à choisir la partie de ce cône la plus lisse pour y planter l'épingle qui servira de trou de coulée; nous la placerons de préférence en *A*. La dent sera légèrement inclinée de façon qu'elle ne reçoive pas trop brutalement l'effort de la coulée du métal (fig. 64).

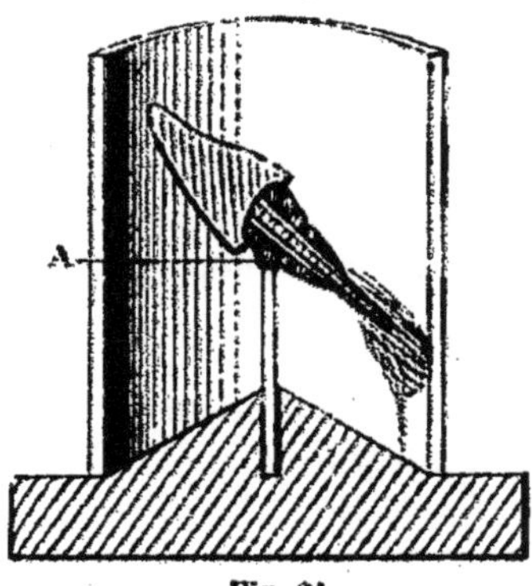

Fig. 64

La coulée exécutée, on comprendra aisément l'avantage que l'on retirera de cette juxtaposition du métal qui comblera étroitement toute la cavité de la racine détruite. La moindre épaisseur de ciment ou de gutta suffira à « jointer » le travail, qui prendra aux yeux avisés, une importance beaucoup plus grande que le « remplissage d'un trou au ciment ».

Il est bien évident que, présentée de cette façon, la préparation ne plaira pas aux minutieux qui, malheureusement, ne sont pas la masse ; pour ceux-là, nous aurions dû *baguer* la racine, en supposant qu'il fût possible encore de le faire, malgré le degré de désagrégation des bords de la racine par la carie.

II

DENTS A PIVOTS BAGUÉES

Toutes les fois qu'il sera possible de « baguer » une racine nous devons le faire; c'est pour cette raison que nous allons décrire la manière d'utiliser la bague concurrement au cône de réparation interne du corps d'une racine quelconque.

La racine de la canine supérieure, malgré sa carie en entonnoir a conservé (face linguale et labiale) une légère crête présentant encore une certaine épaisseur. La meulette devra en enlever le plus possible les rondes bosses que l'appareil « fretteur de Touvet-Fanton » viendra encore cônéifier davantage.

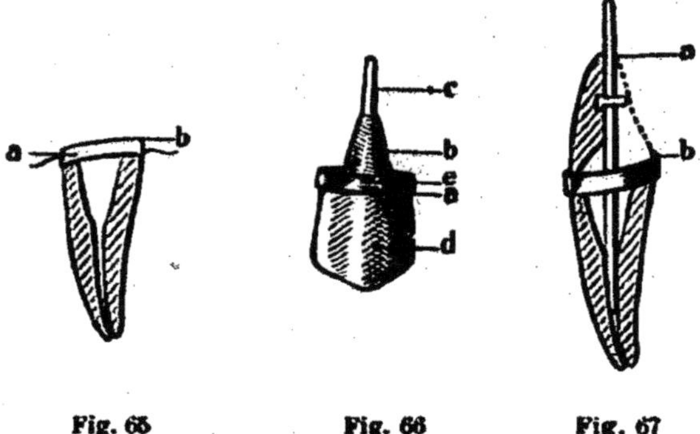

Fig. 65   Fig. 66   Fig. 67

Une bague d'or à 22 carats sera préparée et encerclera le pourtour de la racine (fig. 65), un bon coup de meule viendra en *a* égaliser les bords de la racine avec les bords de la bague *b*.

La couronne de Logan, préparée comme il est dit plus haut avec son cône de cire, sera alors appliquée délicatement sur la bague qui, *légèrement* libre sur son emmanchement et, au préalable, enduite de cire résineuse, pourra se coller sur le pourtour du cône de cire.

Le résultat est aisé à lire sur la figure 66, de bas en haut :

d, Couronne de porcelaine.
a, Joint d'or unissant la bague au culot central et au pivot de platine.
e, Bague d'or ou cercle.
b, Culot de remplissage de la racine.
c, Pivot carré de platine allongé de la couronne Logan.

Il est de toute évidence que ce travail, quand il pourra être exécuté, sera le type le plus parfait de la dent à pivot; il présentera, sur quelque racine qui en soit pourvue, le maximum de solidité, tout en restant d'une exécution des plus rapides, la presse abrégeant beaucoup les travaux en les rendant meilleurs.

III

DE LA DENT A PIVOT ORDINAIRE SUR RACINE
DE CANINE ÉVIDÉE

Si pour cause de volume ou de nuance il nous est impossible d'employer la couronne de porcelaine de Logan, nous ayons recours à la dent plate à crampons.

La technique sera la même pour la bague, la même pour l'enfoncement du pivot portant un cône de cire spéciale ramollie; seule, l'extrémité libre du pivot de platine très amincie devra se loger entre les deux crampons de la dent plate sans les écarter surtout et dépasser la dent comme figure 67 (on comprendra pourquoi plus loin).

Sur cette dent plate, préalablement huilée, on appliquera, en la comprimant du doigt, une boulette ramollie de cire spéciale qui emprisonnera dans sa masse pivot, crampons, bague et cône de remplissage de cire déjà fait dans la racine; bref, avec cette boulette de cire, on reconstruira la face linguale marquée en pointillé (fig. 67), entre a et b, face qui constituera en cire le corps articulant avec les dents antagonistes. Comme le pivot de platine dépasse la partie incisive de la canine, après avoir refroidi le travail avec une seringuée d'eau froide, il est aisé de saisir l'extrémité de ce pivot avec une pince pour amener tout le travail hors de la racine sans le déranger. D'autre part, comme la dent et les crampons ont été huilés, il est facile, en tirant légèrement sur cette dernière, de la détacher de son enchassement de cire. Après avoir placé sur le talon l'épingle de coulée, la presse finira d'un seul coup mieux que personne le travail commencé.

En A (fig. 68), nous avons marqué de deux traits le passage des crampons quoique, en réalité, on ne puisse les voir au travers de la masse opaque de cire du talon. Nous voulons bien faire comprendre que les trous des crampons doivent traverser entièrement le talon, afin que le revêtement, passant à son tour au travers de chaque trou, ménage après la fonte le passage parfaitement net des deux crampons. (Il est même surprenant que ces trous soient si parfaitement respectés par la coulée.)

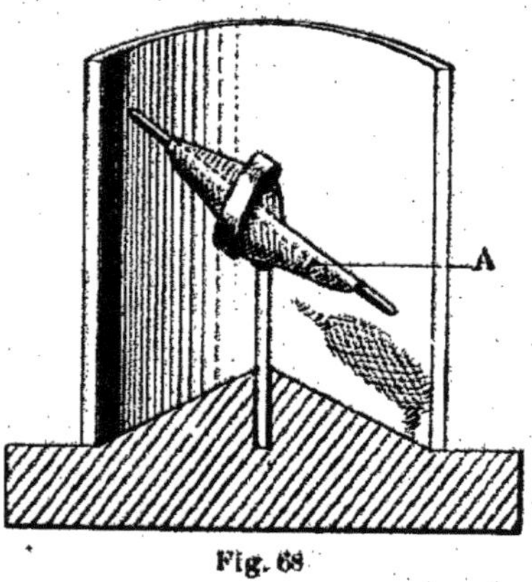

Fig. 68

La dent à pivot constituée, on coupe l'extrémité du pivot de platine qui a servi à attirer le travail hors de la racine, on débarrasse les trous de crampons du revêtement qui les encombre, on polit le tout. La dent minérale à crampons sera alors réappliquée à sa place et fixée avec un peu de ciment.

Outre l'avantage qu'elle offre de ne pas risquer de briser la dent à la chauffe, de lui conserver sa couleur intégrale, cette manière d'appliquer la dent minérale aux dents à pivots permet l'interchangeabilité en cas de fracture dans la bouche, ce qui n'est pas à dédaigner.

DE LA DENT A TUBE ET DE LA DENT HUMAINE

Si encore, pour toute autre cause, ni la couronne Logan ni la dent plate ne peuvent être employées, il nous reste la dent à tube et enfin la dent naturelle.

Pour ces deux derniers types, la technique sera aussi simple que pour l'établissement des deux espèces de dents précédentes.

La bague placée (figure 65), la dent à tube finement ajustée et articulée, un fil de platine iridié de bonne longueur est passé au travers de la dent à tube. La partie du fil qui devra plonger dans la racine sera garnie de cire spéciale ramollie à la lampe à alcool puis le tout sera enfoncé en place dans la racine, comme figure 63. Si le cercle d'or n'est pas humide, il restera collé par la jonction de la cire collante sur le corps ou culot de remplissage ajouté, comme figure 69, mais la partie coronaire étant enlevée ; en ce cas, comme pour l'utilisation de la couronne de dent humaine, il est indispensable de faire la coulée après avoir retiré la dent.

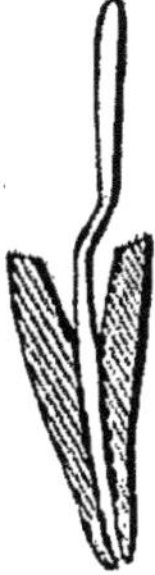

Fig. 69

Souvent le pivot fixateur de la dent sur la racine se trouve trop en avant ou trop en arrière et ne peut conserver une verticalité assurant un bon placement à la couronne. Ce pivot sera alors aminci en son centre (fig. 69), afin que l'on puisse placer la couronne convenablement, soit en inclinant ce pivot à la pince en avant ou en arrière. Cet amincissement ne sera nullement préjudiciable à la solidité générale, puisque le culot de métal de remplissage l'englobera de façon à lui rendre toute sa solidité un moment compromise.

Nous avons dit, au début de ce chapitre, que nous préconisions trois sortes de métaux pour la confection du culot de remplissage des racines. Il nous semble nécessaire d'appeler l'attention du lecteur sur l'opportunité de l'emploi de ces métaux, qui sont : l'or, le plomb et l'étain, ainsi que sur la manière d'exécuter la fonte de chacun.

Nous employons : l'or fin pour les racines saines peu désagrégées, l'étain pour les racines assez profondément touchées mais n'ayant pas occasionné d'abcès ni de fistules, racines pas noires; au contraire le plomb qui englobera même l'extrémité apicale du pivot, si la racine possède un apex défoncé, racine noire ou douteuse, bref dans les plus mauvais cas.

La coulée de ces différents métaux devra s'effectuer de la façon suivante :

L'Or. — Le revêtement devra être rouge très vif à l'intérieur du trou de coulée; la surface dessus et dessous sera légèrement jaune soufre. Or, trois fois le volume.

L'Etain. — Le revêtement aura été rougi de la même façon que pour l'or, mais on devra ne fondre l'étain que lorsque le revêtement sera assez refroidi, pour pouvoir le tenir difficilement à la main. Etain quatre ou cinq fois le volume. Ne pas le brûler au chalumeau.

Le Plomb. — Le revêtement aura été chauffé comme dans les fontes précédentes, mais il ne faudra couler le plomb que sur le revêtement froid. Plomb 6 fois le volume; ne pas le brûler et ne pas s'inquiéter des masses crasseuses, comme pour l'étain ou pour l'aluminium.

BLOCS COMBINÉS

POUR LA RÉPARATION DE L'ANGLE DE L'INCISIVE

Dans la réparation de l'angle de l'incisive, nous devons avoir deux objectifs principaux : solidité, esthétique.

Si la dent a conservé sa vitalité, les entailles étant peu possibles pour assurer la rétention d'un bloc de porcelaine seul, nous pro-

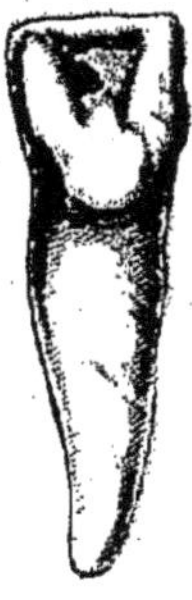

Fig. 70

Incisive normale. Face linguale

posons de combiner le fragment de porcelaine avec le bloc d'or fondu sous pression.

La figure 70 représente l'incisive normale.

La figure 71 l'incisive à angle brisé, mais déjà entaillée pour la réparation.

Comme il nous est impossible d'entailler largement, voici comment nous procédons :

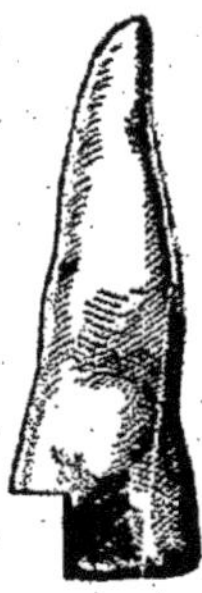

Fig. 71
Incisive à angle brisé. Face linguale

Comme nous le verrons par la figure 72, (vue de l'incisive, face tranchante), nous entaillons avec une fraise à fissure, d'abord fine, puis un peu plus grosse, un emmanchement baïonnette dans lequel viendra glisser la partie correspondante moulée du bloc d'or.

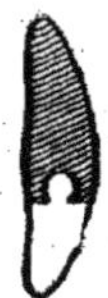

Fig. 72
Incisive vue de sa face incisive avec
l'emmanchement baïonnette

La figure 73 nous montre l'emmanchement baïonnette avec, ajusté à côté, un fragment de dent minérale réassortie, fragment muni d'un

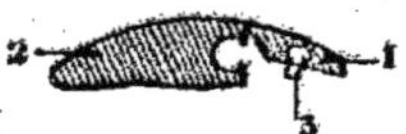

Fig. 73
1. Section de la dent artificielle munie d'un seul
crampon, ajustée à sa place.
2. Dent naturelle.
3. Crampon et espace à remplir d'or fondu.

crampon coupé aux deux tiers de sa longueur. Il ne nous reste plus qu'à confectionner en cire le noyau dans lequel le petit fragment d'émail sera étroitement incorporé après la fonte du bloc d'or.

Confection de la cire. — Nous foulerons très soigneusement dans la cavité, un morceau de cire qui en prendra l'empreinte exacte et formera le culot-base dans lequel on logera, bien à sa place, le fragment (bien finement ajusté) de la dent minérale. Nous façonnons soigneusement la cire derrière la face linguale afin que le petit morceau d'émail soit bien noyé du côté du crampon dans le culot-base, nous nous assurons de l'articulation puis sortons délicatement le tout et terminons le travail comme on fait un bloc d'or ordinaire.

Après la coulée, nous laissons refroidir sans plonger dans l'eau.

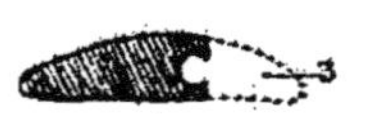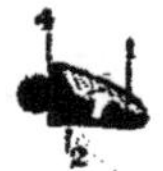

Fig. 74

1. Section de dent minérale et crampon. — 2. Or
   fondu soudant le crampon et formant culot-base.
3. Emmanchement baïonnette.
4. Section de l'angle brisé.

Le résultat est facile à interpréter : ce sera un petit carré de porcelaine bien noyé, contreplaqué d'or, qu'il sera aisé d'introduire en bout dans l'emmanchement baïonnette. Le tout, si le travail est fin, doit tenir déjà en place sans ciment. Après cimentage, polissage (face linguale) le travail présentera le maximum de solidité et d'esthéthétique, car il est plus facile de réassortir une dent minérale que de fondre un bloc qui n'aura que de très loin la nuance de la dent réparée. Nous dirons, pour terminer, qu'il faut préalablement si bien ajuster la portion de porcelaine qu'aucun coup de meule ne doit venir l'égaliser, ceci afin que le bloc conserve son brillant naturel d'émail fondu.

LES CROCHETS EN OR COULÉ

Pour aborder ce genre de travail, il faut un instant oublier qu'on a fait des crochets en or plané, *car le crochet en or platiné coulé est une conception toute nouvelle* qui demande une précision particulière dans le choix des points réels de contention d'un appareil. Pour nous faire comprendre, il suffira de rappeler à nos lecteurs qu'un crochet en or coulé peut s'adapter, s'accoler même avec la plus parfaite précision sur .a dent qu'il est appelé à encercler. Or, chacun sait qu'une dent est le plus souvent un cône renversé et que le parallélisme de ces organes entre eux est souvent rompu ; cela fait dire

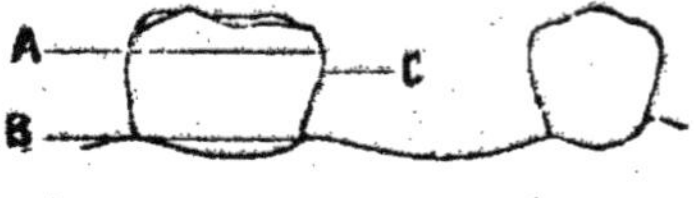

Fig. 75

que si nous voulions traiter le crochet coulé comme nous traitions son ancêtre le crochet plané, neuf fois sur dix il serait impossible d'entrer ou de sortir les plaques sur leurs modèles par suite d'emboîtement trop précis des rondes bosses dont est agrémenté le corps des dents. La (fig. 75) que nous prendrons comme exemple fera mieux comprendre.

Si nous faisons un crochet en or coulé qui emboîte la dent de A en B, une fois qu'il sera soudé à la plaque, cette dernière ne pourrait plus entrer ni sortir du modèle, car le crochet trop ajusté serait retenu par sa base B sur la bosse C.

Avec le crochet plané, on tournait (sans l'avouer) la difficulté en n'appliquant pas la base du crochet B afin de lui permettre de glisser sur la ronde bosse de la molaire, et le tour était joué. Il faut donc, avec le crochet en or coulé, changer complètement la forme des crochets et les établir de façon qu'ils n'embrassent juste que les parties des rondes bosses qu'ils peuvent échapper, avec le minimum d'élasticité à demander aux pointes des crochets.

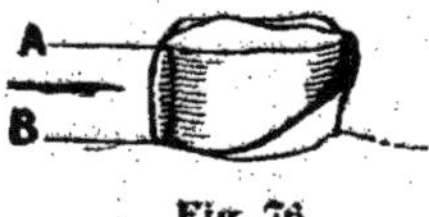

Fig. 76

La (fig. 76) fera bien comprendre notre technique. Le crochet, large dans l'espace compris entre A et B (la dent de ce côté ne présentant pas d'anomalies) sera au contraire très étroit et reporté très haut vers l'angle de la face triturante de l'autre côté afin de n'embrasser qu'une faible portion de la dent qu'il pourra échapper très facilement.

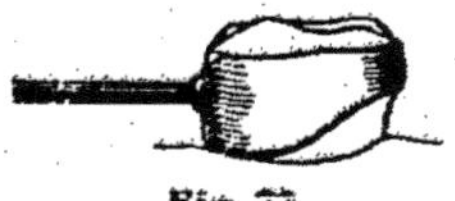

Fig. 77

Passant à présent à la confection propre du crochet, on se rendra vite compte qu'elle diffère peu de la façon des plaques. Après avoir huilé la molaire (fig. 77) nous appliquons très soigneusement sans l'écraser la portion de cire spéciale au 10, nécessaire à couvrir la dent, (exactement comme si l'on préparait un crochet en feuille de plomb). Une fois le crochet de cire bien appliqué, proprement découpé, nous le décollerons. Après l'avoir refroidi à l'eau très froide, il sera replacé délicatement pour s'assurer qu'il n'a pas été déformé. La tige de coulée sera placée, puis, sortant le tout, nous le portons *sans aucun* revêtement sur son socle où il se présente comme l'indique la fig. 78.

Avec la *plus grande délicatesse*, après l'avoir encore trempé dans l'eau très froide, on enduira le crochet de revêtement fin, puis on remplira le cylindre de même revêtement. Après deux heures environ de durcissement, il ne restera plus qu'à couler le crochet en *or fortement platiné*.

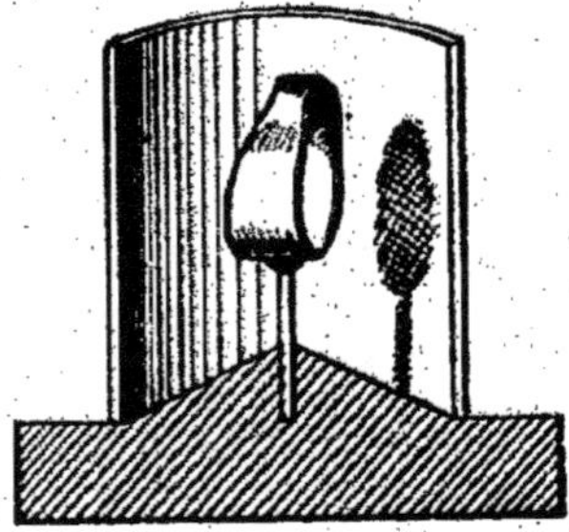

Fig. 78

Quatre ou cinq crochets exécutés à la presse demanderont certainement moins de temps à établir qu'avec le procédé au plané. Quant à l'ajustement, la différence est telle qu'il est inutile d'insister.

FENESTRAGE MÉCANIQUE DES CONTREPLAQUES (1)

Une dent minérale artificielle, lorsqu'elle est du type dit « à tube », est quelque peu translucide et peut, à la rigueur, étant soigneusement réassortie, devenir invisible dans la bouche.

Au contraire, une dent plate à crampons, de quelque marque qu'elle soit, fera toujours l'impression d'une « dent morte » à cause de son manque de translucidité provoqué par l'apposition de la contreplaque (pour les appareils d'or), ou par le monticule de caoutchouc propre à fixer la dent sur les appareils de l'une ou l'autre de ces compositions.

Si, à ces causes, nous ajoutons l'oxydation provoquée par l'infiltration des produits alimentaires qui noircissent, en la comblant, la légère solution de continuité qui existe entre la dent et la contre-plaque, nous ne serons plus surpris du manque absolu de translucidité de la dent dite « à crampons ».

Ce type de dent sera d'autant plus opaque que nous nous rapprocherons de la nuance verdâtre dont les fabricants nous comblent au détriment des couleurs en F, à fond rosé, qui trouvaient si bien leur emploi.

Lorsque l'antagonisme d'une dent correspondante ne vient pas contrarier notre projet, il est loisible, en ne la contreplaquant pas,

---

(1) LÉGER-DONEZ, Société Odontologique de France, 1908.

de laisser à la dent plate son maximum de transparence. Mais dans l'autre cas, nous dirons qu'il faut, sacrifiant l'esthétique à la solidité, contreplaquer jusqu'en haut.

Qu'il nous soit permis, en peu de mots, d'exposer un moyen des plus simples, qui, tout en ne sacrifiant pas entièrement la solidité, laisse pourtant à la dent plate à crampons une transparence très suffisante qui sera certainement très appréciée.

Comme à l'ordinaire, pour contreplaquer une dent, nous emploierons une plaquette d'or platiné au 7 fort, c'est-à-dire un trait environ plus épais (1) que d'habitude. Les deux petits trous pratiqués, pour le passage des crampons, nous découperons la plaque, puis la limerons en talus au plus près du pourtour de la dent. Comme nous n'avons pas encore touché aux crampons, il est aisé de désunir les deux objets et encore plus de perforer *au-dessus* des deux premiers trous, une troisième ouverture que l'on agrandira successivement avec des forets à 8 pans de différentes grosseurs, afin d'éliminer le plus possible (soit en ovale, soit en rond) le centre de la contreplaque (fig. 80). Cette fenêtre ouverte, il ne restera plus qu'à appliquer la contreplaque contre la dent, et la solidariser par des barbelures aux crampons, puis user à la meulette tous les bords en talus et à bien les adoucir.

On évitera de chauffer trop fort et d'employer de trop grosses masses de soudure en unissant la dent à la plaque de l'appareil, afin de ne pas griller les bords de la contreplaque ou de désunir les deux par le retrait d'une abondante soudure.

Allant au devant des objections, nous ferons remarquer que si précisément le point d'articulation se rencontre juste au lieu d'élection de la « fenêtre », nous placerons le point de force au centre de la dent en découpant une demi-lune de chaque côté de ses faces latérales, la contreplaque présenterait alors, une fois découpée, la forme d'un T dont la base du pied serait percée de deux trous réservés au passage des crampons. Avec un peu d'attention il sera facile de placer le point de force où il devra être et les « fenêtres » où elles seront susceptibles de pouvoir exister sans nuire à la solidité de l'appareil, tout en laissant le plus de vide possible pour le passage de la lumière.

Par ce procédé, on évite : 1° l'accumulation des débris d'aliments entre la contreplaque et la dent ; 2° la réserve d'odeur qui se fait

____

(1) L'or platiné généralement employé est le n° 6.

au même endroit ; 3° enfin on laisse à la dent plate son maximum de translucidité.

Sans insister davantage, nous aurons là un excellent moyen pour confectionner des appareils à apparence moins « fausse dent ». Le peu de translucidité que l'on obtiendra par ce moyen récompensera de la peine que mes lecteurs auront bien voulu prendre à nous lire.

FENESTRAGE EN OR COULÉ

Le fenestrage en coulé est on ne peut plus simple. Il consiste à contreplaquer la dent minérale avec une plaquette de cire au 5 (fig. 79)

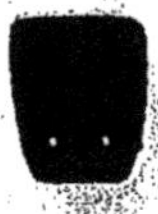

Fig. 79

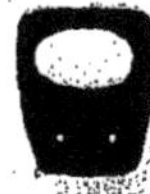

Fig. 80

puis à découper l'ovale (fig. 80), cela très soigneusement. Comme la dent minérale a été huilée ainsi que les crampons, rien n'est plus aisé (après avoir trempé dent et contreplaque dans l'eau froide) que de décoller cette contreplaque qui, devenue libre sera mise à plat sur une plaque de verre. Toutes les contreplaques de la même pièce auront le

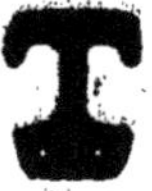

Fig 81

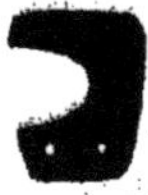

Fig. 82

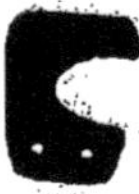

Fig. 83

même sort. Quand elles seront toutes alignées à l'envers sur la plaque de verre, une bandelette de cire les réunira par les angles, le trou de coulée à droite (fig. 84). Une couche de revêtement fin enrobera le tout à la façon ordinaire. Ce premier revêtement durci, appliquer de même une couche sur l'autre face, puis enfin noyer le tout dans du gros revêtement. Couler.

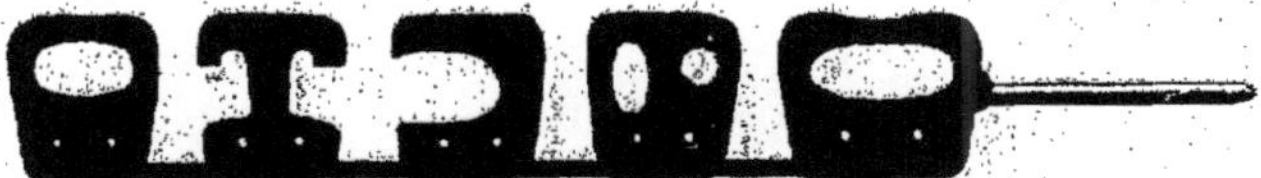

Fig. 84

Après la coulée il ne restera plus qu'à séparer chaque contreplaque de sa voisine puis à l'appliquer sur la dent, afin d'en effectuer le placement sur la plaque.

CAPSULES D'ÉMAIL NATUREL

POUR RECOUVRIR LES CHAPEAUX D'OR

Il n'est pas à notre avis de moyen de réparation meilleur que le chapeau d'or; malheureusement il ne plaît pas énormément au caractère français qui sacrifie volontiers la solidité à l'esthétique.

Concilier solidité et esthétique était très difficile avant l'apparition des travaux en or coulé. Maintenant cela devient possible, vu la grande facilité avec laquelle nous pouvons « coiffer » et entourer d'or n'importe quelle dent avec le minimum de difficulté et le maximum de précision.

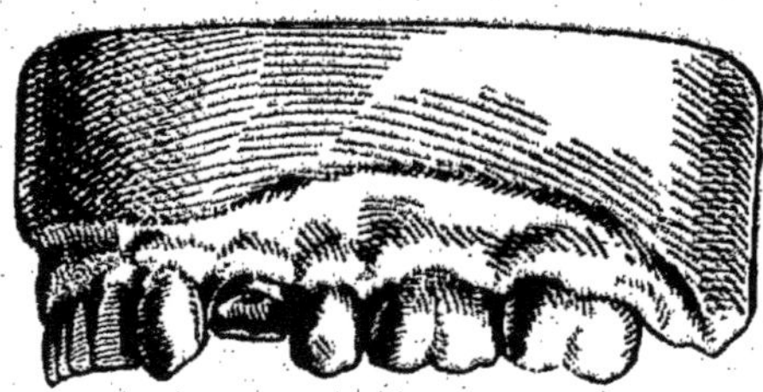

Fig. 85

Nous attirons l'attention de nos lecteurs sur un procédé simple de coiffage de chapeau d'or, avec une mince capsule d'émail de dent humaine.

Entre une canine et une seconde petite molaire, nous avons à réparer la première petite molaire dévitalisée, à laquelle manque la presque totalité de la face labiale, ainsi qu'une assez grande portion de la face triturante (fig. 85); la portion linguale blanche solide serait, en la conservant, d'un appoint merveilleux, avec un petit pivot dans la racine, pour assurer une grande solidité à une couronne d'or. Mais de couronne d'or, point n'en veut entendre parler notre clientèle. Que faire?

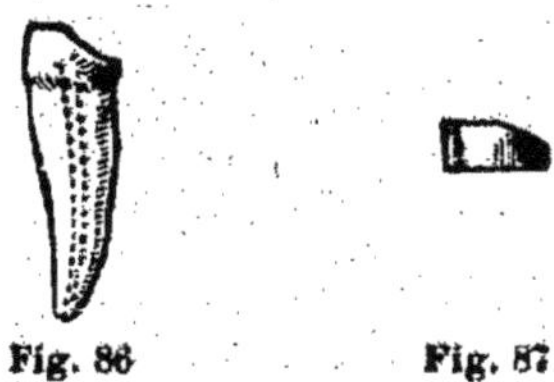

Fig. 86   Fig. 87

Nous ferons tout de même une couronne d'or à pivot, mais nous couvrirons toutes les faces visibles avec une cuirasse d'émail humain. Voici comment nous procéderons : sur la racine taillée en sifflet (fig. 86), nous établissons comme d'habitude une bague d'or à 22 carats qui, une fois soudée, se présente comme on le voit à la figure 87. Dans le canal radiculaire agrandi, nous plaçons un pivot de platine entrant et sortant librement. Bague et pivot placés sur la racine, nous faisons mordre sur un morceau de cire afin d'avoir l'antagonisme de la dent supérieure venant en contact. Ce bourrelet de cire retiré,

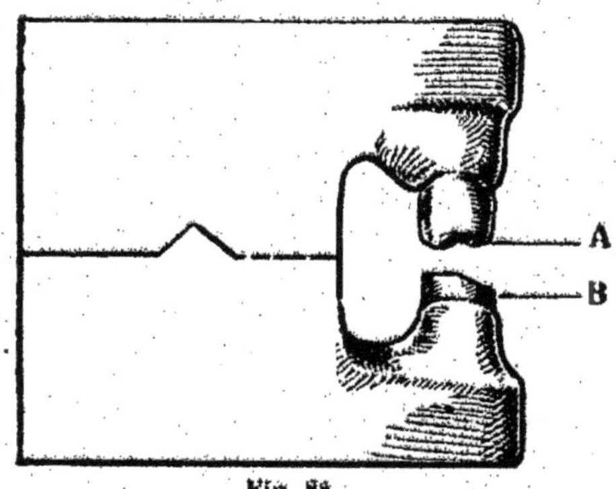

Fig. 88

nous prenons de la bague et du pivot un empreinte au plâtre dans la bouche, afin que pivot et bague restent dans l'empreinte. Le modèle obtenu sera semblable à notre figure 85, avec, en plus, la bague et le pivot fixés à leur place.

Si, à ce moment, nous replaçons le bourrelet de cire bien à sa place sur le modèle obtenu et nous coulons du plâtre sur sa partie supérieure, nous obtiendrons, sur le modèle portant bague et pivot et venant s'y adapter en s'articulant, le modèle supérieur, comme le montre notre fig. 88.

C'est donc l'espace laissé libre entre les antagonistes A et B (fig. 88), que nous allons combler avec une capsule de dent naturelle, et cela de la façon la plus simple du monde, afin qu'il ne reste aucune partie d'or visible exposée.

Après avoir choisi une dent naturelle correspondant, au compas d'épaisseur, au volume de la couronne à capsuler, nous devrons la

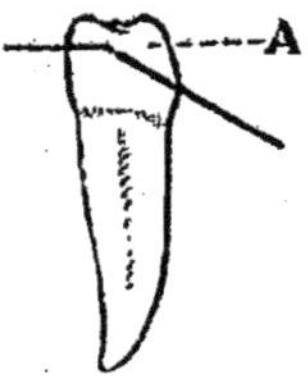

Fig. 89

couper à la scie de la façon que montre la figure 89, afin d'en détacher la racine. Dans la partie obtenue A, après l'avoir ajustée, adaptée, articulée très finement, sur la partie triturante de la bague, on percera trois petits trous fins capables de recevoir trois petits crampons de platine de dent minérale (fig. 90), qui entreront et sorti-

Fig. 90

ront librement; on en aura limé d'une part la longueur, d'autre part la presque totalité de la rivure, afin que la petite tête des crampons ne dépasse pas de plus de 1/10 de m/m les trous qu'ils remplissent.

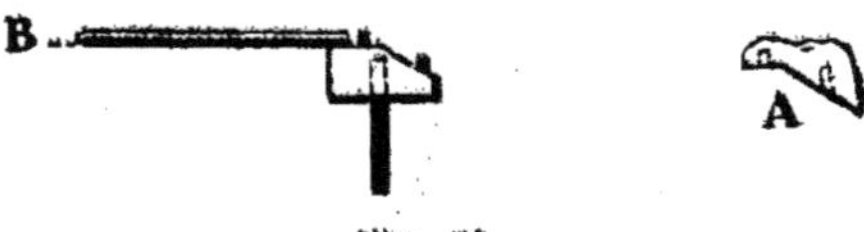

Fig. 91

Il suffira maintenant d'assembler le tout avec de la cire spéciale (pour le travail à cire perdue). La pièce préparée, prête à mettre en revêtement, se présentera comme fig. 91 la capsule d'émail retirée A.

Dans tout ce travail, nous n'oublierons jamais d'enduire les pointes du pivot et des trois petits crampons de cire collante, afin qu'aucun dérangement ne se produise. La pointe trou de coulée sera placée en B (fig. 91). Le revêtement devra être porté au rouge très vif, afin que tous les organes soient parfaitement soudés ensemble.

Le travail accompli donnera, s'il est fait soigneusement, la plus vive satisfaction, car il conciliera solidité et esthétique; il remplacera la dent absente, avec les avantages de la couronne d'or et de la dent à pivot, tout en restant, en cas de fracture de la capsule d'émail humain, très facile à réparer.

LA COURONNE D'OR A FACE ÉMAILLÉE

Pour obtenir une couronne d'or à face labiale recouverte d'émail, travail naguère impossible avant la découverte de l'or coulé, trois procédés s'offrent à présent au praticien :

1° Couronne d'or à face émaillée à la porcelaine de son choix.

2° Couronne d'or à face d'émail empruntée à une dent minérale.

3° Couronne d'or à face émaillée par une capsule d'émail humain.

Ces trois procédés facilement réalisables donnent chacun dans leur genre, suivant le cas, la plus entière satisfaction.

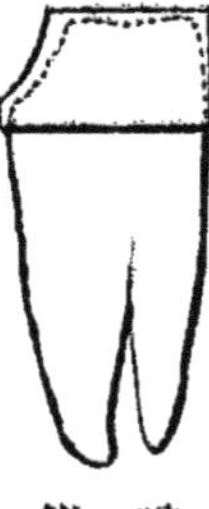

Fig. 92

La première couronne qu'il nous vint à l'idée de construire fut celle à face émaillée à la porcelaine. C'est donc d'elle que nous entretiendrons nos lecteurs.

Sur une racine de prémolaire supérieure, dont la couronne est fortement minée par une carie au 4e degré, mais présentant cependant des ruines encore solides, nous allons confectionner un chapeau à la manière de celui établi dans un des chapitres précédents.

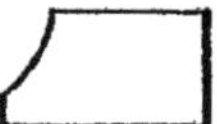

Fig. 93

Ce chapeau englobera sur la face linguale tout le fragment de la couronne (fig. 92) et viendra en décroissant entourer la face labiale d'un simple cercle (fig. 93).

Si nous plaçons le cercle (fig. 93) sur la racine (fig. 92), le résultat sera la figure 94; la virole sur la couronne; elle n'a encore ni fond ni face labiale.

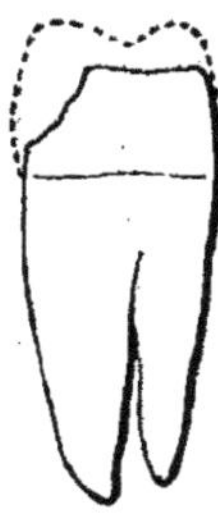

Fig. 9

A ce moment, une empreinte au plâtre de cette partie de la bouche sera prise; la virole restera dans l'empreinte. La partie antagoniste de la mâchoire inférieure sera imprimée dans un peu de stents afin que nous ayons à notre disposition l'articulation exacte.

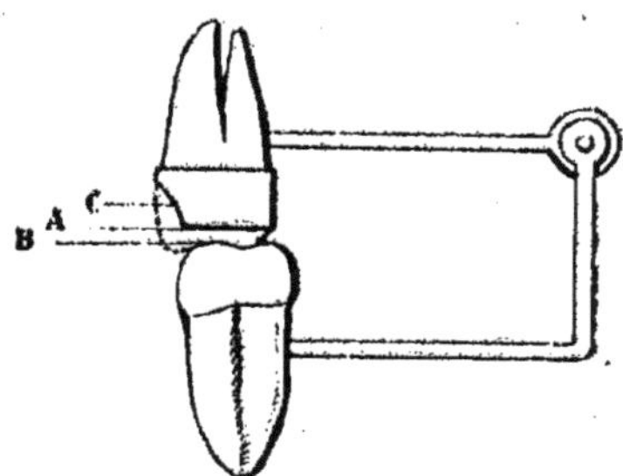

Fig. 95

Il est un point important à recommander avant de couler le modèle de l'empreinte au plâtre, c'est de remplir avec soin la couronne ou virole d'un peu de revêtement fin et de le laisser durcir avant de tremper l'empreinte dans de l'eau de savon.

Le modèle portant le cercle d'or obtenu, nous coulons immédiatement l'articulation, ce qui nous donnera assez exactement la figure 95. L'espace qui reste entre les points antagonistes A et B, devra être rempli par la coiffe articulée du chapeau d'or. La partie labiale taillée en sifflet C (fig. 95) sera comblée par une épaisseur de porcelaine de son choix, que l'on fera fondre dans la cupule réservée à cet effet dans la fonte d'or.

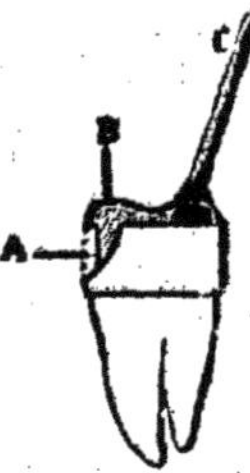

Fig. 96

Pour arriver à ce double but, nous préparons « le talon » articulant avec de la cire (spéciale pour la fonte) comme on le verra en pointillé sur la figure 96.

En A sera la place du « médaillon », dans la sertissure duquel nous coulerons plus tard la porcelaine ; B représente la face triturante en cire ; C, le trou de coulée. Sur son socle revêtu de son cylindre, la pièce se présentera comme le montre la figure 97.

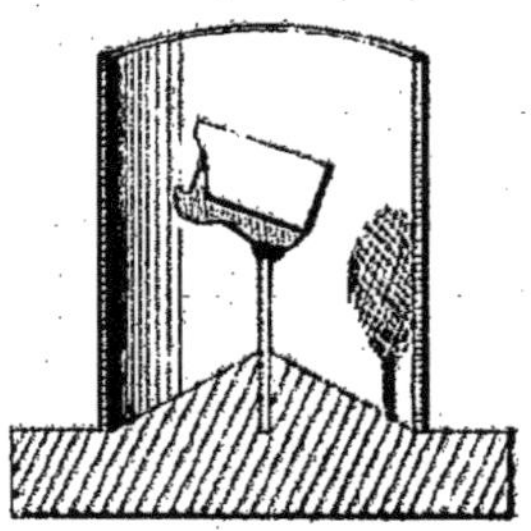

Fig. 97

La partie striée représente celle qui (en cire en ce moment) sera transmutée en or et qui viendra par la coulée se souder sur la virole, pour constituer le chapeau d'or entier, sans aucune solution de continuité.

Le chapeau obtenu sera poli et articulé. Dans la partie que nous avons appelée médaillon (avec quelques raisons) nous avions, pendant la confection du talon, imprimé dans la cire une sorte de dépression dont le rebord, à peine en saillie de 1/10 de millimètre, s'étalait sur toute la face labiale visible de la couronne, en forme de médaillon ovale (fig. 98), sans pour cela que la couronne soit perforée dans aucune de ses parties.

Le chapeau bien fini et poli, la sertissure de « l'ovale médaillon » bien réparée, présentant même un léger retrait gravé dans l'intérieur de son pourtour avec une fraise très fine et conique, il ne restera plus qu'à soigneusement laver le chapeau à l'éther et à le sécher. On appliquera dans l'ovale médaillon, avec grande propreté la pâte

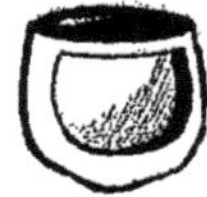

Fig. 98

à porcelaine qui se rapprochera le plus de la nuance des dents voisines, on le remplira à la façon d'un « inlay » ordinaire, puis on séchera avec un linge de batiste fine l'humidité contenue dans la pâte. On mettra le travail au four, à feu doux pour commencer, pour bis-cuiter cette première couche. On remplira à nouveau, on cuira une seconde, puis souvent une troisième fois.

Il en résultera une coiffe d'or emboîtant sur toutes ses parties la racine à couvrir et présentant sur la face visible une portion large de porcelaine du plus gracieux effet.

Si, par raison de nuance, l'émail coulé se présentait mal, nous ne craignons pas d'indiquer comme parfaite notre méthode de l'inlay rapporté dans le médaillon d'or et fixé au ciment. Voici cette méthode : Lorsque le médaillon est formé en or, nous en dessinons bien les contours de dépouille, avec de bonnes fraises à fissures, nous prenons l'empreinte du médaillon avec une feuille d'or « cristal surface n° 40 », nous fondons un inlay qui sera rapporté et fixé dans le chapeau d'or. La nuance et qualité de l'émail pourront mieux être appropriées et l'interchangeabilité mieux assurée.

LA COURONNE D'OR A FACE D'ÉMAIL

EMPRUNTÉE

A UNE DENT MINÉRALE OU NATURELLE

Toute la technique du chapitre qui précède sera suivie de point en point jusqu'à la figure 96, au moment où nous préparons le talon et la face de cire qui seront sous la presse transformés en or à 22 carats.

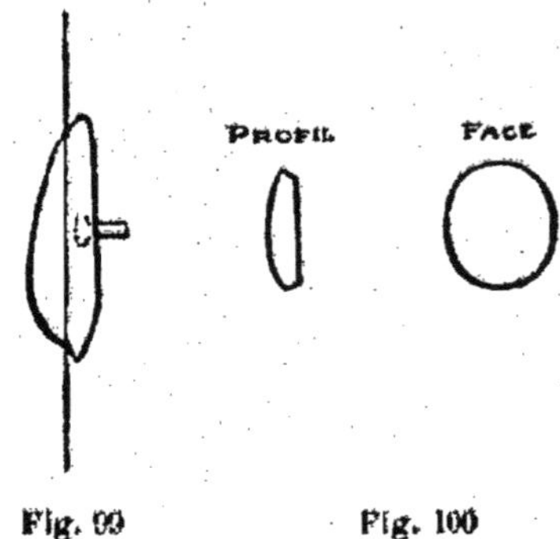

Fig. 99   Fig. 100

A ce moment, au lieu de ménager dans la partie du chapeau d'or (face labiale), taillée en sifflet, une petite dépression ovale à la façon d'un médaillon, nous aurons pris dans une dent minérale, lapidée sur une meule au carborandum d'un grain assez doux, la partie qui se trouve juste au-dessus de la tête des crampons (fig. 99).

Ce morceau obtenu bien plat, on lui donnera la forme ovale de la petite molaire (par exemple), en faisant courir la meule sur ses bords afin qu'il se présente comme sur la figure 100.

Ce morceau d'émail lapidé, sera huilé et appliqué dans la cire recouvrant la partie de la couronne taillée en sifflet; cet émail sera entouré d'une sertissure de cire bien nivelée sur ses bords. Cela nous donnera, légèrement grossie, la figure 101.

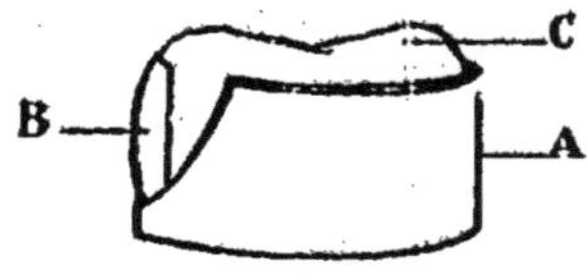

Fig. 101

A. — Cercle d'or préparé dans la bouche autour
   de la dent à coiffer.
B. — Face d'émail enfoncée dans la cire de
   recouvrement de la face triturante et de la partie taillée en sifflet.
C. — Face triturante en cire; la continuation de
   la cire sur la partie taillée en sifflet entoure
   l'ovale d'émail minéral.

Au moment de placer le travail dans le revêtement pour qu'il y soit transformé de cire en or, on devra, avec une fine pointe, faire sauter de sa logette le morceau d'émail (fig. 102).

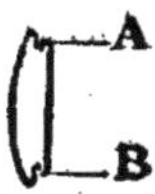

Fig. 102

Lorsque la couronne aura été retirée du revêtement, on lui fera subir un polissage soigneux, polissage qui ne devra pas abîmer les bords de la sertissure.

Avant de fixer la portion de dent minérale dans sa logette, et pour lui assurer une bonne rétention, nous y creuserons très délicatement une petite rainure au moyen d'une fine et coupante meulette de cabinet (fig. 103), afin que le bloc, avant sa fixation définitive, acquierre la forme de notre figure 102.

Cette rainure devra être faite plutôt au détriment des parties *A* et *B* incluses dans la sertissure d'or qu'à celui de toute autre partie, afin de ne pas nuire, par un meulage malheureux, à l'ajustement extérieur du bloc qui, s'il a été bien préparé, peut être incomparable de finesse.

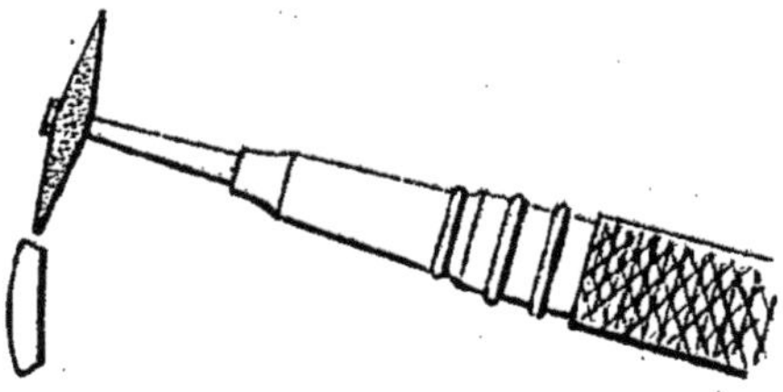

Fig. 103

Nous ne dirons qu'un mot au sujet de l'emploi de la face de dent naturelle, la technique étant absolument la même que ci-dessus. On prendra et on lapidera à la meule bien mouillée la partie d'émail d'une dent humaine correspondant à celle à coiffer (fig. 104).

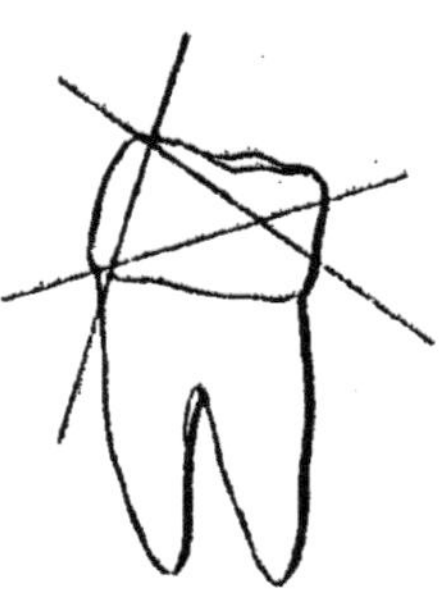

Fig. 104

Si nous avons tenu à exposer ces deux procédés parallèlement avec le procédé de la *Couronne d'or avec face d'émail fondu*, ce n'est pas que nous ayions des doutes sur la solidité de cette application toute nouvelle de la porcelaine. Non, car il est presque impossible d'arracher au burin la porcelaine de sa logette ; mais c'est pour donner au praticien avisé différents moyens d'assortir *la nuance* des dents avoisinant le chapeau d'or, afin que nous n'assistions plus à à ce spectacle attristant de voir dans la bouche d'une jolie créature féminine, le point d'or primitif ou un émail imparfait de coloration.

APPAREILS DE REDRESSEMENT
DITS " EMBOUTIS A ÉLASTIQUES " ESTAMPÉS

Les variétés des modes de redressement sont innombrables. Approprié, chaque type donne le résultat que l'auteur lui demande ou à peu près. Les 4 types différents les plus employés sont :

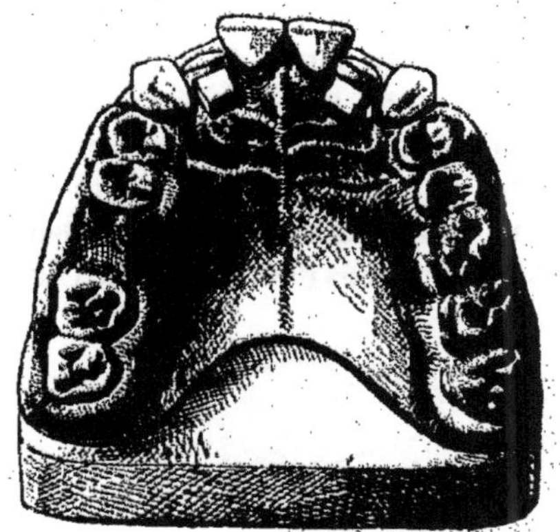

Fig. 105

Cette figure représente une mâchoire de 33 ans dans laquelle les deux incisives latérales ont été poussées par les emboutis à élastiques en 21 jours.

1° Le type d'Angle;
2° Le redressement à vis ou chevilles et leurs variétés;

3° Le redressement au fil ;
4° Les plans inclinés.

Le type que je vais décrire ne ressemble en rien à ce qui a été fait jusqu'à ce jour; quand il peut être utilisé, il « travaille » avec une sûreté et une rapidité qui étonnent. En voici le manuel opératoire : Après avoir placé sur les deux incisives (faces linguales) à repousser, un carré de cire couvrant un bon tiers des deux dents (fig. 105), en tirer un moule en zinc puis une contre-partie en plomb, afin de pouvoir estamper une plaque d'or, plaque assez large et résistante qui offrira l'aspect de la figure 106. Naturellement, en

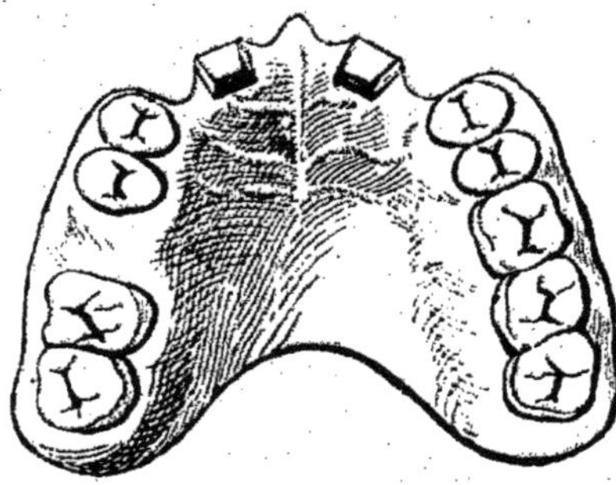

Fig. 106

face de chacune des petites incisives (puisque nous avons collé, avant d'exécuter le zinc, un carré de cire sur chacune d'elles), la plaque estampée présentera une cavité représentant en creux le volume de la cire préalablement disposée. Là est tout l'appareil.

Dans ces deux creux on placera un petit carré de caoutchouc élastique qui sera fixé au fond, *face labiale*, par deux fils de soie passés dans deux petits trous percés dans la plaque (fig. 107). L'appareil

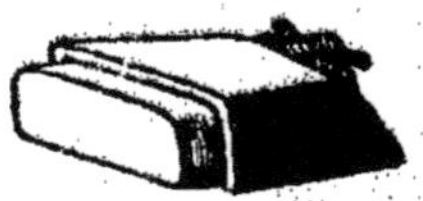

Fig. 107

sera fixé dans la bouche soit par des crochets soit par des fils. L'un ou l'autre de ces moyens, ou les deux, assureront une fixité absolue à tout l'appareil. Si la mâchoire inférieure, dans son occlusion, empêchait le glissement des incisives pour venir à l'alignement, il faudrait surélever les mâchoires par deux ou trois épaisseurs d'or venant capsuler les cuspides de deux ou trois molaires de chaque côté, tout en assurant la mastication des aliments pendant les 20 à 30 jours que dure généralement cette délicate opération. La surélévation de l'articulation permettra le passage des deux dents à repousser.

Si, rompant avec les vieux errements, vous employez la presse, l'appareil sera encore plus simple à confectionner; nous n'aurons alors qu'à modeler une cire mince, couvrant comme il est dit plus haut, les molaires pour la surélévation de l'articulation des mâchoires et qu'à placer dans cette plaque, aux endroits nécessaires, les crochets et points de fixation pour l'appareil, bref, à procéder comme d'ordinaire pour la confection des plaques d'or.

La plaque obtenue, il ne restera plus qu'à perforer les deux petits trous dans chaque logette afin d'y fixer le caoutchouc élastique qui, en se comprimant entre l'appareil et la dent, fera sortir l'incisive à l'alignement avec la plus grande facilité et sans la moindre douleur. Deux conditions sont essentielles pour la bonne réussite de ce travail : il faut que l'appareil soit très fixe dans la bouche et que le morceau d'élastique fixé dans les logettes n'ait pas une épaisseur exagérée.

LES MOLAIRES CREUSES

A FACES ÉMAILLÉES SUR PLAQUES D'OR

La porcelaine en art dentaire (1) a rendu de grands services, elle est appelée à en rendre de bien plus grands encore en se combinant avec les travaux à la presse.

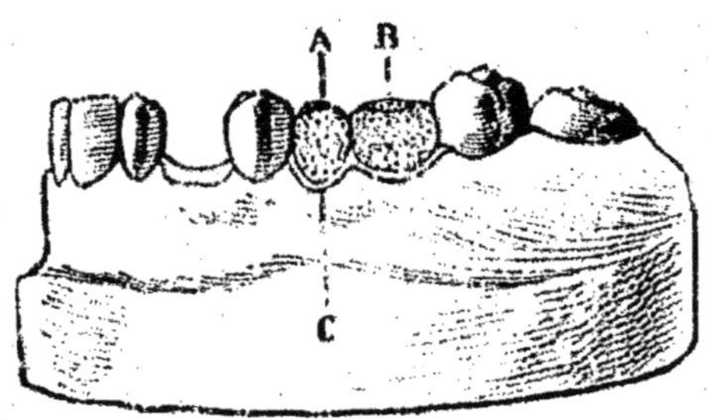

Fig. 108

Nous décrirons ici la technique à employer pour établir la couronne creuse et celle à face émaillée fixables sur les plaques d'or.

____

(1) Léon Donez, Obturation des dents au moyen de blocs de porcelaine. *Bulletin de la Société Odontologique*, Déc. 1897. *Bulletin de l'Académie de Médecine*, 31 Oct. 1898.

Sur un appareil d'or comprenant quelques dents, les dents inférieures allongées empêchent de placer de chaque côté les molaires minérales, petites et grosses, qui se briseraient par un antagonisme trop brutal.

La plaque de cire spéciale est appliquée sur le modèle avant la couverture de revêtement (fig. 108).

Sur cette plaque de cire, comme il est dit plus haut (page 32), nous déposons en A et B une petite boulette de revêtement fin reproduisant exactement la forme que devront avoir les deux molaires fortement entamées dans leur forme par les points antagonistes inférieurs. Le revêtement ayant été séché, taillé, articulé, le bord fin de la plaque de cire C sera proprement dégagé de toutes parcelles de revêtement afin de recevoir la base du capuchon de cire; celui-ci viendra se juxtaposer en C au bord de la plaque, puis enchapera en les recouvrant les talons reconstitués en revêtement, afin de constituer les couronnes creuses. Vue de coupe, la figure 109 fera bien comprendre le procédé.

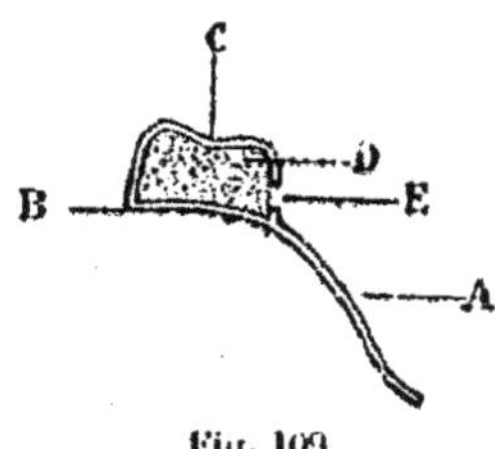

Fig. 109

A Plaque base de l'appareil ;
B Soudure de la plaque base au bord libre et labial de
de la face de la molaire ;
C Point d'antagonisme avec les dents inférieures ;
D Revêtement fin ;
E Trou de vidange du revêtement et de remplissage
en ciment ou gutta après le polissage de la
pièce.

Ce travail venant de fonte avec la plaque sera exécuté très rapidement. Le résultat sera une plaque d'or sur laquelle seront déjà placées et articulées les molaires d'or, représentant assez bien ce que l'on nomme couramment les « Gold-Crowns » toutes faces linguales, labiales et articulantes en or, en un mot le vrai chapeau d'or adapté sur la plaque.

Si, par un raffinement de luxe, nous désirons que les faces visibles des couronnes d'or soient émaillées par la porcelaine coulée, par un bloc emprunté à une dent minérale, ou encore par une face de dent humaine, notre lecteur n'aura qu'à se reporter à notre travail (1) sur ces sujets, la technique étant absolument la même.

Toutefois, il est bon de prévenir les partisans de ce genre de travaux, que les faces empruntées à des dents minérales ou humaines doivent de préférence être employées en ce cas, car il est hasardeux, *mais non impossible*, de cuire la porcelaine à base fusion sur une plaque munie de ses crochets.

____

(1) Les dents à pivots à faces émaillées, p. 76, 77, 78, 79, 80, 81, 82.

LE BRIDGE EN OR COULÉ

CE QUE L'ON PEUT FAIRE ET CE QUE L'ON DOIT
ÉVITER DANS CE GENRE DE TRAVAIL

Immédiatement dans le vif de notre sujet, nous allons, avec notre lecteur, confectionner un bridge en or coulé. Ce travail, quoiqu'exécuté dans la bouche, sera plus facile à suivre sur le modèle ci-dessous.

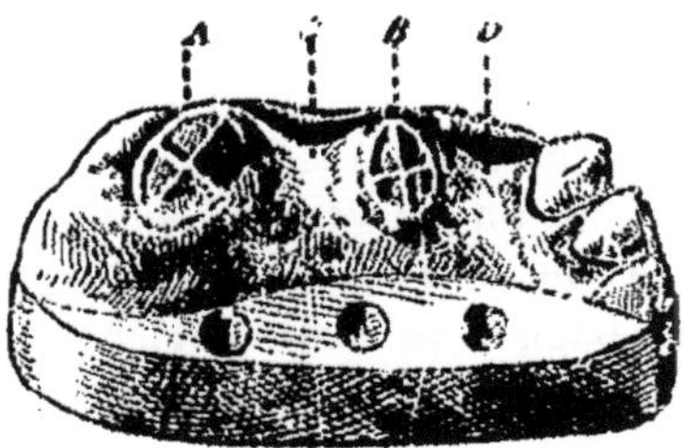

Fig. 110

Il représente un chapeau or en A, un chapeau en B, une fausse couronne d'or en C avec une face de porcelaine à recouvrement sur D, pour ne pas choquer l'œil de l'observateur par le déploiement de trop de surfaces dorées sur le même côté de la bouche.

Pour la confection de ce bridge à la presse, il nous faudra d'abord ajuster la dent D un peu plus courte que pour un appareil amovible, afin de loger le recouvrement d'or sur la partie incisive de cette prémolaire et la protéger contre l'articulation; puis tailler cette dent comme l'indique la petite figure 111, afin d'éviter, en laissant des angles vifs à la porcelaine, que ces derniers ne soient fendus après la fonte de l'or par l'entraînement du retrait métallique. Les crampons sont coupés après l'ajustage et taillage de la dent, indiqués plus haut, à environ 1 2 millimètre de l'émail.

Le second et troisième temps consistent à confectionner les deux bagues en or à 22 *carats* soudés à la soudure à 22 *carats* (bien observer ce titre de soudure qui a sa grosse importance). Soudées, adoucies, mises à la hauteur, les bagues seront replacées dans la bouche sur les moignons des dents qu'elles sont appelées à reconstituer; elles seront bien enfoncées à leur place, bien articulées pour laisser un espace de deux millimètres au moins entre leurs bords articulaires et la dent antagoniste de la mâchoire inférieure. A ce moment on placera, sur toute la partie intéressée par le bridge en confection,

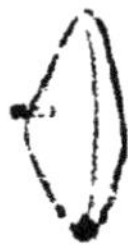

Fig. 111

un bon bourrelet de cire molle qui sera écrasé par une morsure énergique et nette de notre malade. Le bourrelet de cire sera retiré aussi soigneusement que possible sans le déformer, puis on prendra l'empreinte de la bouche au plâtre, empreinte dans laquelle les bagues devront rester adhérentes.

A ce moment intervient un petit travail délicat qui consiste (avant de tremper l'empreinte dans de l'eau de savon) à soigneusement remplir les 3/4 des deux bagues qui sont restées dans l'empreinte avec du revêtement fin, revêtement qu'on laissera durcir; puis on trempera le tout dans l'eau de savon.

Quand on aura coulé le modèle, il est aisé de se rendre compte qu'on aura non seulement obtenu l'empreinte de la bouche, mais que cette empreinte portera les deux bagues des futures couronnes d'or aux trois-quarts remplies de revêtement fin.

Sur le modèle ainsi obtenu, on replacera le bourrelet de cire qui conserve l'empreinte de la morsure, afin de couler l'articulation qui viendra se juxtaposer dans 2 ou 3 cavités mi-sphériques (fig. 110).

Le modèle, avec ses bagues fixes et l'articulation obtenus, il ne
reste plus qu'à recouvrir la face triturante des bagues de cire spéciale,
à établir le pont en modelant la forme de la grosse molaire en cire
de même composition ; on ajoutera enfin la face d'émail préalablement
contreplaquée de cire ; le tout sera collé, bien articulé, bien fini.
Décoller ensuite les bagues, en passant une fine lame de canif entre
les bords des bagues et le plâtre, et le pont entier se détachera facilement. On collera *dans le talon de cire de la canine* l'épingle qui
doit servir de *trou de coulée* ; nous ferons tout à l'heure remarquer
l'importance que nous y attachons. Le travail se présentera alors
comme ci-dessous au moment de la mise en revêtement (fig. 112),

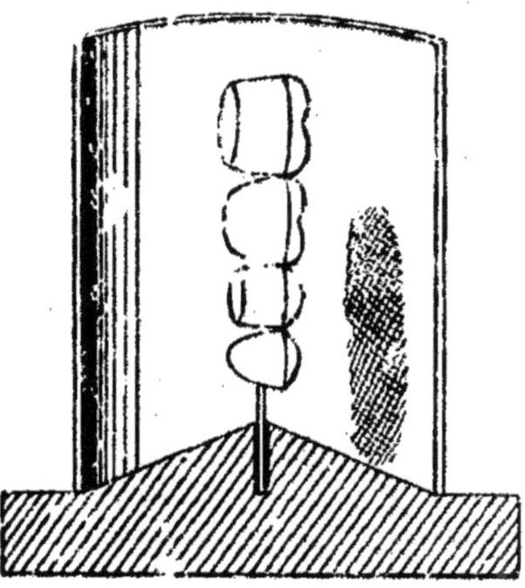

Fig. 112

Ainsi préparé et exécuté, ce bridge sera admirablement réussi,
comme du reste tous les travaux à la presse, à condition que tout ce
que nous recommandons soit exécuté de point en point.

Si, ignorant de quelques détails, il nous prenait la fantaisie, soit
pour utiliser un cylindre moins grand, partant d'économiser revêtement
et chaleur, nous placions notre épingle comme l'indique la figure ci-
dessous (fig. 113) dans la masse de la grosse molaire en pont, nous
nous exposerions à voir les bagues (culées du pont) toucher les pa-
rois du cylindre. Retournons, en effet, le dessin figure 113 sans
dessus dessous, et nous verrons que sous la cupule semi-conique,
la bague d'or à 22 carats de la grosse molaire est trop peu isolée
par le revêtement. Il est facile de comprendre qu'en dardant la
flamme du chalumeau pour arriver à la fusion du métal, la bague
qui se trouve immédiatement au dessous fondra en même temps que

l'or de la coulée. Le travail serait donc manqué, car ce chapeau brûlé recroui ne sera bon qu'à refaire, alors que tout le reste du bridge serait parfaitement coulé.

Comme conclusion et règle générale, toutes les fois que le revêtement contiendra dans ses flancs des matières susceptibles de fondre, à peu près, au même degré de chaleur que le métal employé pour la coulée, il faudra les éloigner le plus possible du trou de coulée.

Pour les dents à recouvrir de même qu'il ne faudra pas contreplaquer trop épais nous ne devrons pas laisser d'angles vifs à la porcelaine, mais nous devrons nous rapprocher le plus possible de la

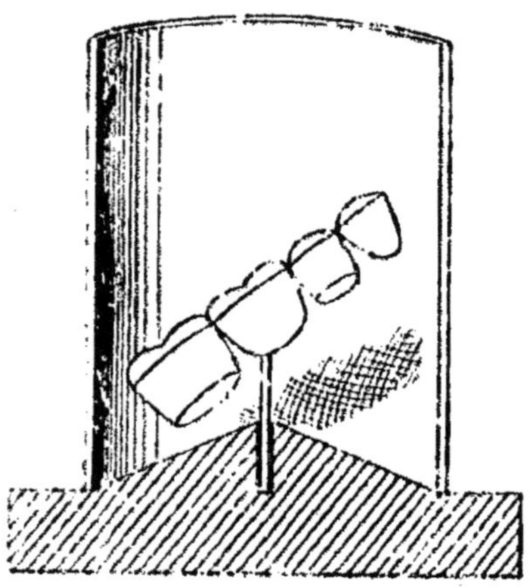

Fig. 113

taille indiquée par notre figure 114, afin d'éviter l'éclatement de ces angles et leur entraînement par suite de la contraction du métal.

Nous déconseillons même l'emploi de dents à crampons dans la confection des bridges, car la masse adhérante de métal, subissant une certaine contraction, pourrait entraîner la fracture de la plaque superficielle d'émail de la dent, si le refroidissement était par trop violent. Nous conseillons fortement l'emploi de la dent à tube qui, par son interchangeabilité, devient le facteur idéal, si toutefois l'occlusion des mâchoires le permet. Si l'articulation est basse, au contraire, et que la dent plate puisse seule être employée, nous sommes d'avis de fractionner le travail du bridge, comme nous allons l'indiquer; l'emploi de la dent plate deviendrait alors aussi pratique que celui de la dent à tube.

Nous nous expliquons :

Au moment choisi, lorsque le bridge est en montage (assemblage de cire spéciale), c'est à dire quand la grosse molaire modelée en cire C (fig. 110) a relié entre elles les bagues d'or A et B, il nous reste à placer le pédicule de cire en D, pédicule qui doit supporter la canine-molaire. A ce moment, au lieu de coller cette dent sur ce pédicule, on enduira d'huile ses crampons (non raccourcis cette fois), ainsi que la porcelaine.

On imprimera cette dent ainsi huilée dans le pédicule de cire en lui faisant bien prendre la place exacte qu'elle devra occuper; puis, comme elle est huilée, une légère pression la détachera du pédicule de cire sans le fausser. Le travail exécuté se présentera comme sur la figure 114 ci-dessous, c'est-à-dire que le bridge sera constitué comme

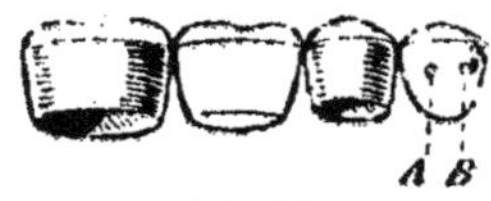

Fig. 114

pour le travail indiqué au début de cet article; toutefois on aura arraché, avant de mettre le bridge en revêtement, la face de porcelaine du pédicule qui la supportera et lui servira de recouvrement ; ce pédicule qui en porte l'empreinte, sera la fidèle contreplaque de la dent lorsque le bridge sera coulé. Comme nous l'avons dit l'articulation étant telle que nous ne pouvons utiliser qu'une dent plate, le pédicule contreplaque est donc peu épais et sera complètement perforé par le passage des crampons.

Pour conserver ces trous de crampons à leur place après la coulée de l'or dans le revêtement, nous prendrons la sage précaution, *avant de mettre l'épingle qui servira de trou de coulée*, d'introduire dans le trou des crampons A et B (fig. 114) *deux petits morceaux de fil d'amiante* enduits de revêtement dépassant d'environ un quart de centimètre de chaque côté, puis nous mettons en revêtement ; de cette façon les trous des crampons, après la coulée, seront scrupuleusement à leur place.

Le bridge coulé, nettoyé, limé, ajusté dans la bouche, le revêtement retiré pour laisser libres les trous de crampons, il ne restera plus qu'à mettre la dent plate à sa place, en ayant soin de la jointer avec du ciment (ce qui empêchera sa coloration noire pour l'avenir); ce ciment bien durci, on fera un léger point de soudure à l'étain derrière les crampons, après quoi ceux-ci seront coupés ras et adoucis pour faire disparaître toutes traces, à la manière des bijoutiers qui fixent ainsi souvent certaines pierres précieuses supportant mal le feu. Ce procédé, outre qu'il présente de gros avantages de construction, permet l'interchangeabilité de la face d'émail avec autant de facilité qu'une dent à tube.

Même dans la bouche, il sera toujours facile de faire un point de soudure à l'étain avec une pointe de galvanocautère, au cas où la dent se fracturerait à l'usage.

Dans la confection de la cire recouvrant la bague de toute couronne d'or il est indispensable d'apporter toujours les soins les plus délicats; il ne faut pas que la cire « bave » sur les dents à contreplaquer, pas plus qu'elle ne doit recouvrir ni surplomber les bagues; les grosses épaisseurs sont préjudiciables et trompeuses, car elles entraînent un très gros travail de finissage; en un mot il faudrait perdre l'habitude du travail du caoutchouc qui nous a entraînés à faire des pièces épaisses; nous devrions devenir un peu modeleurs en bijouterie fine; le coulage sous pression de vapeur est en effet une nouveauté remarquable; on peut tout faire avec lui, à condition d'être soigneux, propre, et surtout délicat dans l'art de modeler les cires.

LE BRIDGE EN OR CREUX

La confection de ce type d'appareil, comme du reste tous les travaux en creux, demande de grandes précautions et de la délicatesse d'exécution.

Après avoir ajusté dans la bouche les viroles qui entoureront les dents (culées du pont), une empreinte sera prise qui entraînera avec elle les deux bagues *A B* (fig. 115).

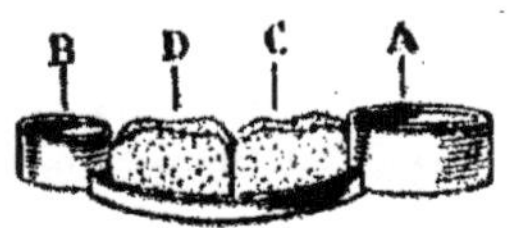

Fig. 115

A Cercle de la dent de sagesse ;
B Cercle de deuxième petite molaire ;
CD Noyau de revêtement fin ;
B Bande de platine iridié.

Le modèle obtenu donnera la position de la même figure. Une tige de platine iridié placée au plus près de la crête maxillaire réunira les bagues *A B* entre elles.

La tige de platine iridié est fortement collée au moyen de cire collante aux deux tubes *A B*, après avoir été enrobée dans un peu de cire spéciale; au-dessus de cette dernière, on aura déposé une petite masse de revêtement dans laquelle on a façonné les deux molaires *C* et *D*, lesquelles constitueront le pont.

Le tout a été soigneusement articulé par le rapprochement attentionné du modèle de la mâchoire inférieure, et après cette articulation même, nous avons assez fortement diminué la hauteur des parties *C* et *D* du revêtement, afin de faire la place de la face triturante.

Si nous déposons une couche de cire spéciale sur le tube *A'*, que nous enchapions les deux talons de revêtement *C D*, et que nous recouvrions de même le tube de la petite molaire *B*, le résultat sera la figure 117 (vue face linguale) et sans aucune solution de continuité.

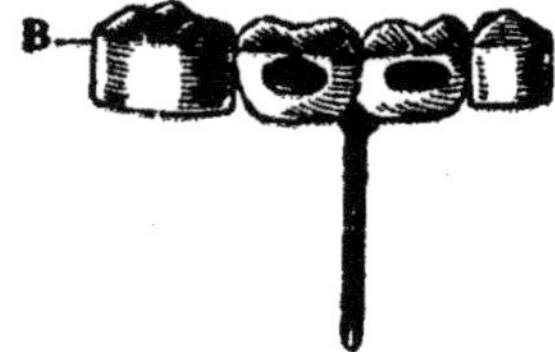

Fig. 116

Avant la mise en revêtement fin, l'épingle trou de coulée sera fixée comme l'indique la figure 116, puis la cire de recouvrement des talons sera percée de deux ouvertures (fig. 116) exposant le noyau interne de revêtement. Il ne suffit pas seulement d'exposer cette partie du noyau à l'air, mais le foret doit l'entamer profondément en forme de trou ovale, afin que le revêtement final, en coulant dans ces ouvertures, vienne fixer ce noyau et l'empêcher de se mobiliser sous l'effort de la coulée de l'or.

La pointe de coulée devra exactement se placer comme il est indiqué sur la figure, sinon l'on se trouverait exposé à faire fondre une grande partie de l'un ou l'autre des tubes représentant les points extrêmes de notre pont.

Dans l'énumération de tous les travaux à la presse, nous sommes fatalement obligé à des redites; nos lecteurs voudront bien nous excuser et considérer que nous sommes là sur un terrain où tout était à créer, que forcément, dans le cercle que nous nous sommes tracé, l'espace est restreint, et les techniques, quoique différentes sur bien des points, empruntent cependant des détails à certains de nos procédés pour parfaire les autres.

Dans le procédé du travail en creux, le noyau de revêtement fin, son façonnement, son homogénéité et surtout ses points de fixage sont des plus importants, mais les résultats sont merveilleux. Tel bridge qui pesait 16 grammes en or plein, n'en pèsera plus que 6 ou 7, selon l'habileté du praticien dans la préparation de la cire. Tous les ors pourront être employés, de 20 à 24 carats.

Dans ce genre de travaux l'emploi de la porcelaine fondue est recommandable; il suffira de ménager sur les faces labiales une dépression en ovale-médaillon tel que nous l'avons indiqué dans un précédent chapitre (1) et couler l'émail à base fusion de son choix. Il en résultera un bridge tout en or avec toutes les faces visibles en porcelaine réassortie, dont l'effet esthétique sera des plus agréables.

-----

(1) Couronne d'or à face émaillée, p. 84.

LES RENFORTS CLOISONNÉS

La fantaisie guidant notre plume, nous sommes heureux de conduire nos lecteurs dans le domaine des colifichets et montrer que la presse est bien l'instrument universel avec lequel on peut tout faire, même le fantaisiste.

Si nous révisons notre collection de recueillis après abandon, c'est-à-dire les appareils que la clientèle nous apporte et abandonne pour en changer, appareils venant des quatre coins du monde, nous rencontrons un nombre assez considérable de plaques cloisonnées, ces sortes de pellicules minces en or, présentant des dessins dûs à la fantaisie des fournisseurs, qui couvrent d'arabesques les appareils de caoutchouc. Ces plaques, en général plutôt nuisibles qu'utiles, parce qu'établies sur un modèle uniformément plat, elles épousent mal les formes du palais à recouvrir ; elles entraînent le mécanicien à confectionner des plaques ridiculement épaisses par endroits et minces le plus souvent où elles devraient être plus fortes. Pour ces raisons, nous avions exclus ces plaques repoussées de notre prothèse pratique, sauf en de rares occasions et à la demande de malades déjà porteurs de semblables appareils.

Nombre de praticiens reviendront, comme nous, bien vite de leur aversion contre ce genre de plaques, quand ils auront confectionné le même travail à l'aide de la coulée à la presse ; alors en effet ils obtiendront des cloisonnés rendus pratiques, d'adaptation non plus fantaisiste, mais de la plus grande précision, on aura obtenu des plaques vraiment renforcées aux endroits utiles et ménageant sur toute la surface de l'appareil de caoutchouc, auquel elles viendront se juxtaposer, des épaisseurs raisonnées et raisonnables. La plaque cloisonnée pourra prendre place dans une prothèse toujours un peu « prétentieuse », mais au moins utile.

Voici comment il faudra procéder pour faire une plaque cloisonnée convenable et bien appropriée à l'appareil que nous nous proposons d'établir :

Nous découpons dans une feuille de papier la forme de l'appareil (fig. 117) exactement comme nous découperions la forme en plomb, pour le fournisseur, si nous avions un appareil d'or à faire.

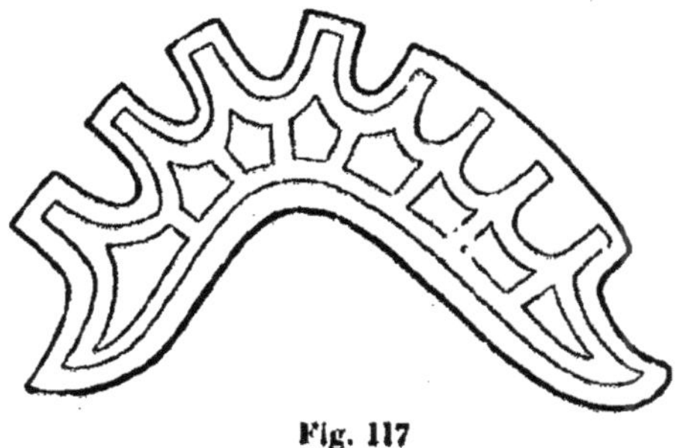

Fig. 117

Ce découpage mis à plat, nous dessinerons bien en son milieu les formes à donner au cloisonné afin qu'il y ait un pédicule allant du cloisonné central (renfort de la plaque) au niveau de chaque dent

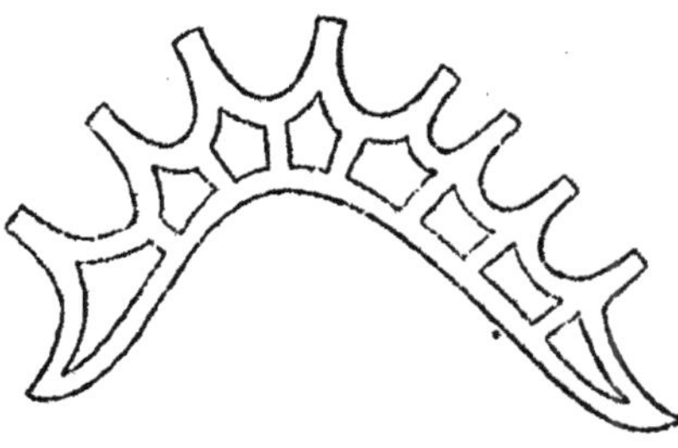

Fig. 118

de l'appareil. Le dessin exécuté, on le découpera au ciseau. Ce découpage de papier, représentant exactement le cloisonné désiré, sera enduit d'une couche d'encre grasse (sur un tampon à imprimer) puis à son tour appliqué sur une petite plaque de verre légèrement huilée. Du plâtre d'albâtre pas trop liquide sera alors déposé sur le tout.

Dès que l'albâtre aura durci, nous aurons la fig. 119 représentant la plaque d'albâtre dans laquelle se trouvera emprisonné notre découpage

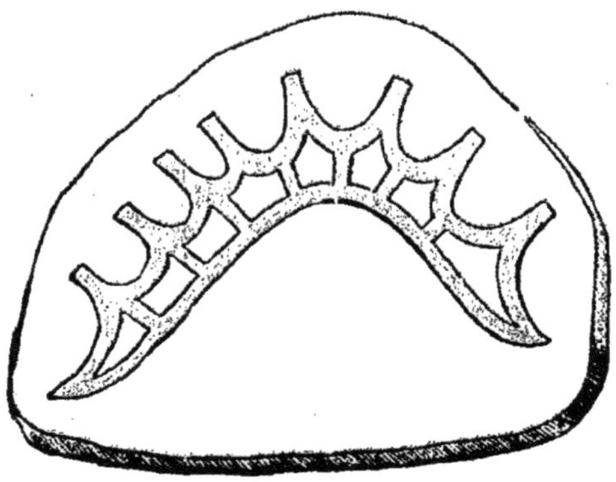

Fig. 119

de papier; ce découpage servira d'indications pour, en en suivant les contours, pouvoir graver avec une pointe demi-ronde de spatule une rigole présentant en même temps que la largeur du découpage de papier, une profondeur en demi-jonc suffisante pour

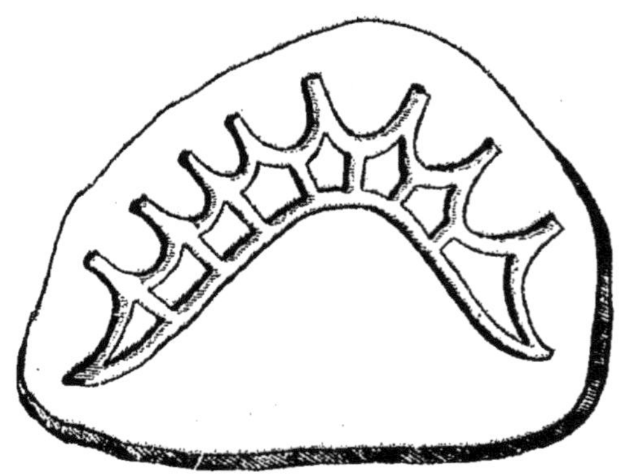

Fig. 120

donner du corps au renfort cloisonné. Dans cette rigole, on pourra noyer un fort demi-jonc d'or au 24 ou 25 de la litière française (fig. 120). Cette gravure, régulière et soignée dans les fonds, devra être exécutée très délicatement, car s'il y a des heurts ou des inégalités appréciables, toutes les imperfections de façon se retrouveront dans la cire qui servira à la coulée ; d'où mauvais travail.

Ce modèle gravé (fig. 120) sera talqué, puis huilé ; une très mince plaque de cire spéciale au 5 appliquée avec de l'ouate, trempée dans l'eau tiède, sur toute l'étendue de la gravure, afin de lui en faire étroitement épouser tous les méandres. Comme la gravure est en creux sur la plaque d'albâtre, nous ne devrons conserver de cire que ce qui sera dans les creux ; il faudra donc raser avec une spatule chaude toute la cire qui se trouvera sur les méplats de la plaque d'albâtre.

Dès que le découpage de la cire sera fait, on sortira le cloisonné de son logement, pour le réappliquer très légèrement sans le déformer sur la monture de cire que l'on veut cloisonner. Cette monture, préalablement talquée, puis huilée, recevra le cloisonné de cire sans le retenir, bien entendu. La cire du cloisonné prendra aisément les contours de la plaque à épouser ; la tige du trou de coulée

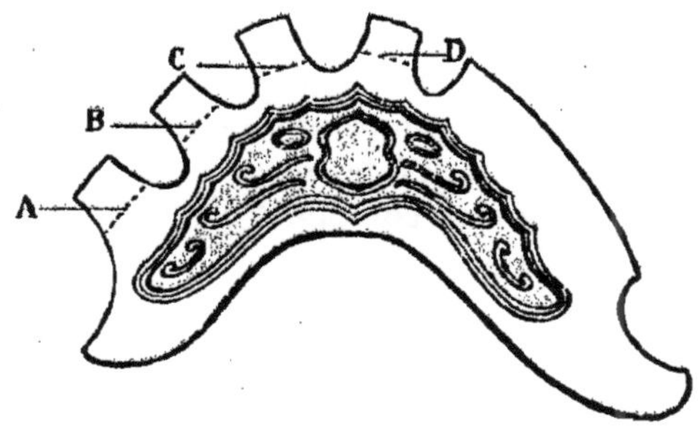

Fig. 121

sera placée à un endroit convenable ; puis une couche de revêtement fin viendra recouvrir toute la surface du cloisonné. Une fois durci, ce premier revêtement entraînera en son sein le cloisonné et sa tige de revêtement, qu'une couche interne du même revêtement finira d'enrober.

Le tout, placé dans le cylindre convenable, sera, sur son socle, noyé dans du gros revêtement.

Après la fonte on aura obtenu un cloisonné dans lequel un pédicule, placé devant chaque dent, donnera la solidité à tous les organes de l'appareil ; aucun renfort d'usage courant ne lui sera comparable. En effet les renforts fournis par le commerce ne peuvent mieux s'adapter que ne le montre la figure 121.

Or, si l'on considère ce dessin, il sera facile de s'apercevoir que le renfort vieux modèle garantit bien de la cassure le corps de l'appareil, mais qu'au contraire il favorise singulièrement l'accident en *A B C D*, c'est-à-dire en les points vulnérables où cesse brutalement la présence du renfort.

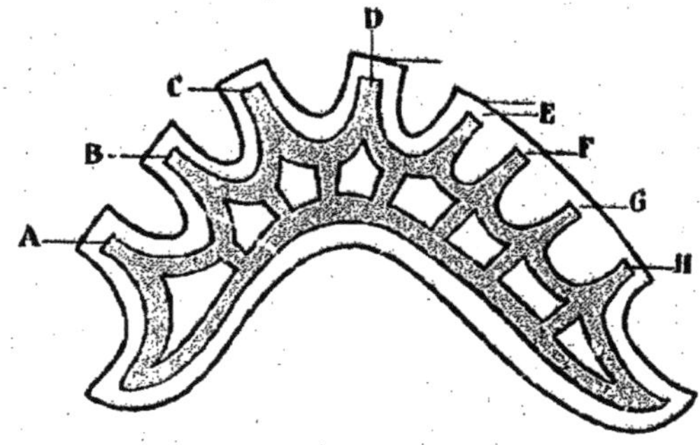

Fig. 122

Tandis que si nous apposons (figure 122) le renfort coulé à la Presse que nous préconisons, il sera facile d'en reconnaître le grand avantage d'adaptation en même temps que la solidité, car les pédicules *A B C D E F G H* venant à la rencontre de chaque dent de l'appareil, éviteront la solution de continuité que nous signalions aux points faibles *A B C D* de la précédente figure.

LES APPAREILS A SUCCION
UN MOYEN DE CONTENTION

« Les Pédicules Coin »

Il en est des moyens de contention comme de toutes choses : l'habitude tue l'initiative. Il semble qu'en cette matière le « vide » ait subjugué tous les esprits; aussi a-t-on vu éclore à côté de la plaque

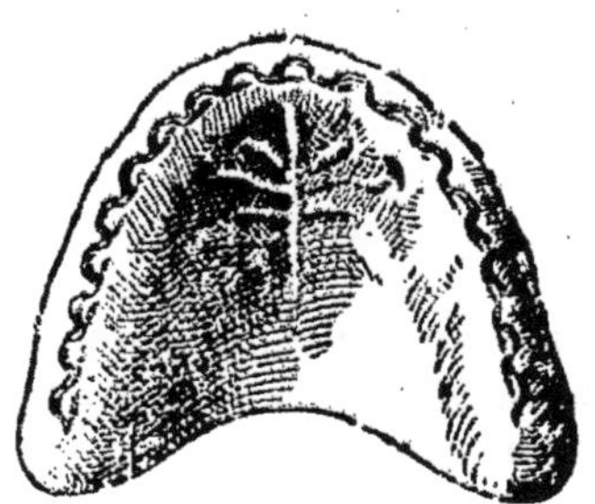

Fig. 123

ajustée les petites cavités ou cellules, les succions valves avant les ressorts, procédés plus ou moins heureux selon le praticien qui les applique ou le patient qui les supporte.

Avec l'ère des plaques d'or fondues à la presse, une révolution va se produire en prothèse dentaire. Les dentiers en or, vu la grande facilité d'exécution, vont se multiplier et comme les ressorts doivent le plus possible être écartés de notre pensée, il faudra donc recourir à d'autres procédés de contention que ceux employés dans la vieille prothèse, en un mot il faudra faire mieux. Voici ce que nous venons rappeler à la profession sur la foi d'une vingtaine d'applications des plus heureuses faites tant dans la clientèle de notre regretté Pierret que dans la nôtre.

Voici en quoi consiste ce procédé, qui semble barbare à première vue, mais qui devient d'une simplicité enfantine dès qu'on a attrapé le tour de main qui permettra de l'appliquer dans le cas propice.

Dès qu'une empreinte de bouche complètement édentée à la partie supérieure aura été prise, au plâtre bien entendu, qu'on aura décidé de la confection d'une plaque mince en or coulé, si une crainte se glisse dans notre pensée au sujet de sa bonne tenue sans succion, nous aurons recours à l'application des « Pédicules coins ». Voici en quoi ils consistent :

Après avoir confectionné la plaque sur le modèle, plaque d'or sortie du revêtement armée de son renfort de points d'agrippement pour la garniture comme le montre la gravure ci-dessous, après avoir nettoyé cette plaque, l'avoir essayée dans la bouche ; si elle ne tient pas *très fort*, il est convenu qu'elle tiendra moins encore lorsque les douze dents, avec le caoutchouc qui les supporte, c'est-à-dire une quinzaine de grammes de plus, seront ajoutés.

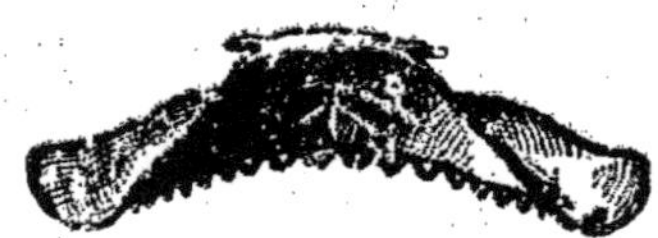

Fig. 124

Obligés d'aviser pour obtenir une bonne tenue, voici le changement que nous devons faire subir à la plaque avant même de monter le dentier en cire pour obtenir un prompt succès : on retournera à l'envers la plaque et aux points marqués dans la fig. 124, il faudra souder de chaque côté du voile de l'appareil un morceau d'or horizontal par rapport au plan le plus bas du fond de l'appareil, comme l'indique la fig. 125.

Ces bandes seront représentées par un fil d'or rond au 24 laminé à plat au 15 des filières commerciales.

Sitôt ces pédicules soudés, soigneusement arrondis, les angles bien affaiblis pour laisser le maximum de largeur au centre, on pratiquera dans le modèle de plâtre des logements afin de pouvoir loger les pedicules, et continuer le montage régulier du dentier.

Au moment de livrer le dentier, il sera urgent de faire une piqûre aseptique de cocaïne à 1 pour 100 de chaque côté du voile, piqûre qui permettra de supporter l'effort fait par l'occlusion de la bouche qui sera recommandée au patient, afin de faire entrer les pédicules par compression dans la muqueuse, sans toutefois la couper. Pendant quelque temps encore, il sera recommandé au patient de s'appliquer deux ou trois fois par jour une solution à 1 pour 100 de cocaïne et de surtout dormir avec l'appareil.

Au bout de trois ou quatre jours les pédicules se seront creusés par enfoncement des logements de chaque côté du voile du palais sous forme de deux gouttières longitudinales parallèles dans lesquelles les « pedicules coin » entreront et sortiront facilement lorsque le patient placera ou retirera son dentier. Ces cavités ou déformations sont certainement mieux tolérées que la succion qui imprime une tension continuellle et où les tissus sont aspirés en bourrelets au centre de la voûte palatine, occasionnant, outre une hypertrophie préjudiciable du voile du palais, l'obligation de loger dans la plaque la totalité de la succion, d'où épaisseur considérable et augmentation de poids.

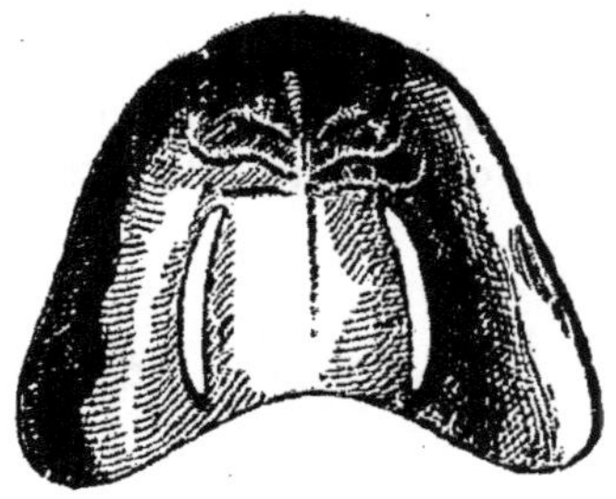

Fig. 125

Nous ne prétendons pas appliquer à tous les cas ces « pedicules coin » et espérons au contraire nous dispenser le plus possible des moyens de contention en général, étant donné qu'une plus parfaite adaptation peut être obtenue avec la plaque coulée qu'avec la plaque estampée d'autrefois. Néanmoins, nous pouvons tomber sur un palais sec où les « pédicules coin » trouveront avec honneur leur application et assureront une rigidité de tenue : mécanique par l'introduction des pédicules dans la profondeur des muqueuses, physique, par la parfaite adaptation de la plaque coulée.

8

CE QU'ON NE DOIT PAS FAIRE

Pour éviter « l'accident » dans les travaux à la Presse, il faut bien réfléchir et combiner son ouvrage afin de ne rien laisser au hasard.

Ce préambule doit servir de ligne de conduite générale pour tirer de la Presse le maximum de satisfaction. Si nous avons à exécuter un appareil qui présente cette forme (fig. 126) l'idée viendra de suite de

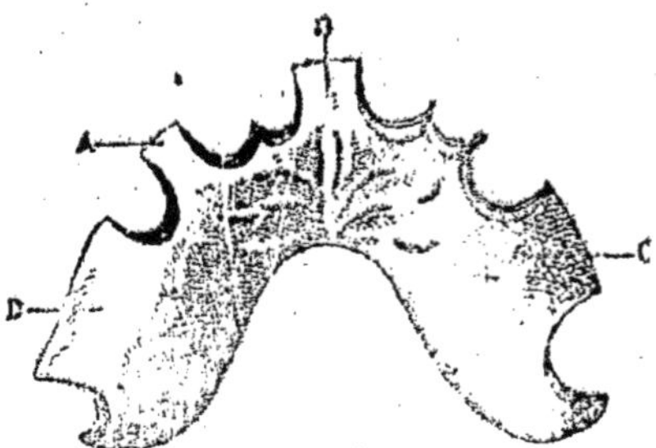

Fig. 126

placer la pointe de coulée en A ou en B, pour éviter l'emploi d'un plus grand cylindre. Ainsi pensé, le travail pourra réussir; mais il serait infiniment préférable de placer la pointe en C ou au milieu de l'espace D, car en ces endroits l'épingle serait plus solidement ancrée. Puisque entourée d'une plus forte couche des deux revêtements, son support serait meilleur. Outre cet avantage que nous qualifierons de capital, il y aura moins de chance en retirant la plaque de cire du modèle, de briser le pédicule D que tous les autres, qui peuvent se trouver serrés entre les dents incisives restant sur le modèle. Si on persistait après cette remarque à placer quand même en A ou en B la pointe de coulée, on aurait grandement tort, car il est une autre considération que nous allons mettre en valeur. La longueur même de l'épingle servant de levier est une tentation énorme, irrésistible, pour le mécanicien qui, éprouvant quelques difficultés à décoller son appareil tirera dessus, sept fois sur dix en soulevant la pointe de l'épingle; le pédicule trop étroit et ses revêtements se briseront, entraînant le placement de couches nouvelles de revêtement et une longue perte de temps pour laisser le tout sécher; tandis que sur les gros et larges pédicules D et C rien de semblable ne pourrait se produire.

Une autre recommandation capitale qui n'a, croyons-nous, pas été suffisamment faite dans ce genre de travaux est la fixation de l'épingle.

Voici pour édifier nos lecteurs, le délicieux petit accident qui nous est arrivé à ce sujet dans la confection d'une coiffe d'or. Nous avions préparé la bague en or à **22** carats d'une petite molaire laquelle ayant été recouverte de sa face triturante de cire, était prête à mettre en revêtement en vue d'achèvement par une coulée d'or fin.

Nous avions par mégarde oublié de coller l'épingle *avec de la cire résineuse*, la fixant simplement en chauffant son extrémité qui fut plantée dans la face triturante en cire. Notre coiffe d'or se trouvait donc placée ainsi (fig. 128) au moment du remplissage du revêtement.

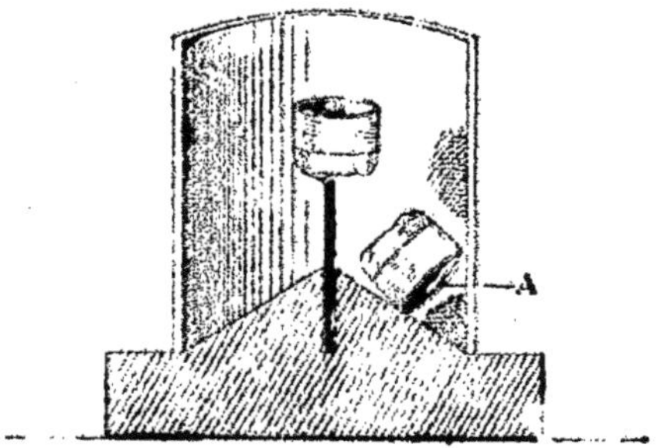

Fig. 128

Pour éviter les bulles, nous avions doucement frappé, puis passé une lame de couteau autour de la coiffe d'or. Sans nous en apercevoir, le travail étant insuffisamment collé, le chapeau s'était penché sur son axe, puis au premier choc s'était complètement détaché de l'épingle pour venir tomber en A. Aussi, quelle ne fut pas notre surprise, quand retirant — après fusion de l'or — le « résultat » de son revêtement, non seulement de ne pas trouver le travail exécuté, mais encore de constater que la bague était fondue, brûlée sur un des côtés.

Que s'était-il passé? nos lecteurs l'ont compris. Le chapeau s'était décollé d'abord, puis en tombant au fond du cylindre il était venu se loger en A de notre figure 2, c'est-à-dire juste à l'endroit de la cupule où s'opère la fonte de l'or en chalumeau. La flamme, dardée pour liquéfier l'or fin, avait fondu la bague à peine recouverte du revêtement protecteur.

Tout le travail devenait impropre pour avoir oublié de coller le chapeau d'or avec de la cire résineuse.

N. B. — Pour se rendre compte de la position du chapeau d'or tombé, il suffit de tourner sens dessus dessous la page portant notre figure 128 et l'on se rendra facilement compte que la flamme du chalumeau *doit* fondre ainsi tout ce qui est insuffisamment recouvert de revêtement.

PLAQUE ET CONTREPLACAGE DES DENTS

Le contreplacage des dents gagne certainement beaucoup à être fait à la presse, mais il devrait, à notre avis, être exécuté en dehors de la coulée de la plaque, si l'appareil présente une grande étendue, nous voulons dire un grand nombre de dents. Tous les mécaniciens qui emploient la presse savent que tout est possible à exécuter avec cet appareil. Mais, à notre avis, il faut savoir tirer de ce merveilleux instrument tous les avantages qu'il comporte sans risquer le moindre inconvénient ou complication dans le travail. En un mot, il faut discerner ce que l'on peut faire avec le minimum de difficulté, pratiquement, et aussi rapidement que par les vieux procédés.

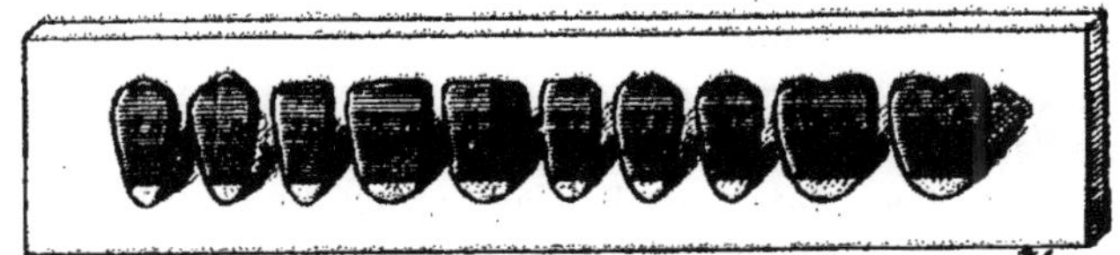

Fig. 120

Or, pour être précis, nous prendrons en détail objet par objet, ainsi que nous l'avons fait jusqu'ici.

Il n'est pas contestable que le contreplacage des dents, tel que nous le faisions, était on ne peut plus défectueux. Malgré toute la perfection apportée par nos fabricants pour faire les surfaces des dents où doivent s'appliquer les contreplaques, absolument planes, le moindre monticule d'émail à la sertissure du crampon correspondait à un vide entre la dent et la contreplaque; d'où infiltrations, teintes invariablement vertes ou gris noirâtre d'une dent montée sur or, sans parler des malfaçons. Avec le contreplacage à la presse tous ces inconvénients disparaîtront et la cohésion la plus intime existera entre la plaque et la dent; l'or viendra s'adapter partout où la fantaisie nous aura pris d'en désirer; nous pourrons faire des recouvrements généreux partout où l'articulation en réclamera.

Il nous sera possible quand les années auront passé, quand l'estampage des plaques aura rejoint le bourrage du caoutchouc à la main, peut-être demain !.., il sera possible, dis-je, de couler d'un seul « jet » la plaque portant les dents contreplaquées; nous n'aurons plus que les crochets à souder au chalumeau.

Cependant nous préférons le fractionnement du travail; voici pourquoi :

Supposons un appareil de dix dents. Risquerons-nous la confection en or d'un travail semblable sans l'avoir présenté dans la bouche afin

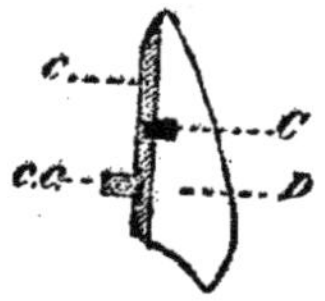

Fig. 130

D, porcelaine — C, crampon — c, cire
cc, petit cylindre de cire

de placer, déformer, peindre au besoin les dents, pour rétablir l'esthétique de la bouche, sans l'essayer, en un mot ? Nous ne le pensons pas. Or, de même que nous admettons comme indispensable l'essayage de l'appareil dans la bouche, nous préférerons le procédé « du fractionnement », plutôt que l'exécution en une seule coulée. Nous ferons d'abord les crochets qui seront coulés sur le modèle. Les dents seront ajustées, afin de dessiner leurs festons sur le plâtre, puis contreplaquées à la presse en même temps que, d'autre part, sera confectionnée la plaque. Tous ces travaux de modelage, mise en revêtement, séchage, s'exécutant ensemble, ne prendront pas plus de temps que par les vieux procédés, bien au contraire. Toutes les pièces séparées obtenues, quoi de plus simple que de les assembler comme pour une pièce d'or estampée, de *procéder à l'essayage*, de rectifier s'il y a lieu, pour terminer le tout par une très légère soudure générale.

Le contreplacage à la presse présente des avantages considérables sur l'ancien système, comme nous l'avons dit déjà, car il permet l'application intime du métal sur la dent, il empêche l'infiltration alimentaire entre la contreplaque et la porcelaine; il conserve donc la couleur de cette dernière. Il permet de contreplaquer la dent la plus déformée par l'articulation en facilitant les recouvrements les plus exacts; en outre il permet de plaquer mince, car il est possible de meuler dans l'épaisseur de la dent même une partie incluse des crampons. Or, il n'est ni plus long ni plus désagréable de contreplaquer dix dents en or coulé à la presse que par tout autre moyen. Voici le procédé qui nous a donné jusqu'ici les meilleurs résultats :

A une dent quelconque, couper les crampons aussi courts que possible, puis limer à plat afin qu'ils émergent à peine de 1/10 de millimètre. Laver les dents à l'éther, laisser sécher. Après avoir chauffé légèrement la dent, appliquer soigneusement, en pressant délicatement, une plaquette de cire au 5; puis découper la cire en suivant les contours de la dent, comme dans le contreplacage ordinaire, mais très soigneusement.

Les dix dents ainsi contreplaquées de cire spéciale, les aligner sur une feuille de cire rose en les collant légèrement par leur face labiale de façon à ce qu'elles ne se touchent pas, (voir figure 129) et que toutes les contreplaques de cire soient face à l'opérateur. Sur chaque contreplaque en cire, coller un petit cylindre de cire spéciale, comme dans la figure 130; puis rejoindre tous ces petits morceaux de cire entre

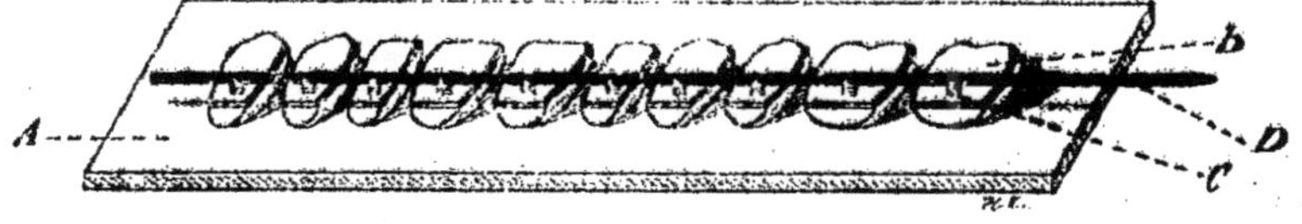

Fig. 131

A, feuille de cire — *B*, dent contreplaquée de cire — *C*, petit cylindre de cire
D, épingle

eux par une épingle à cheveux bien droite, bien lisse comme dans la figure 131. Enrobons alors ce travail d'une couche mince de revêtement fin. Une fois ce dernier bien durci, décollons la cire rose qui a servi de base, enlevons avec le plus grand soin la cire qui pourrait être adhérente à l'émail, face labiale des dents, puis recouvrons ces parties d'émail laissées visibles avec du même revêtement fin.

Il ne nous reste plus qu'à planter l'extrémité de l'épingle à cheveux dans le socle en bois, comme dans la figure 132, et à combler le cylindre de gros revêtement.

Après un séchage léger, comme pour une plaque ordinaire, lorsque la cire enfermée dans le moule commence à fondre, tirer bien droit l'épingle à cheveux. Le vide laissé par l'épingle, on le comprendra facilement, servira de trou de coulée à toutes les dents qui

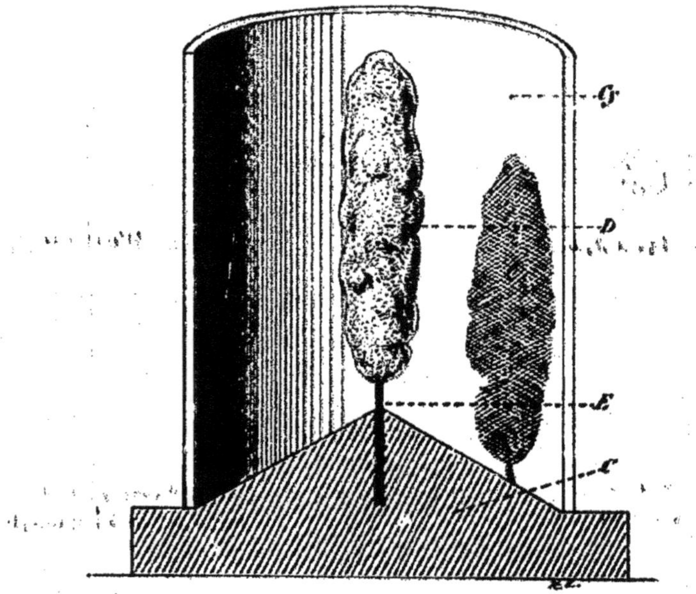

Fig. 132

seront contreplaquées en un seul coup de presse. Elles le seront d'une façon admirable, à la seule condition toutefois que le moule aura été bien chauffé, peut-être même plus chauffé que pour l'exécution d'une plaque ordinaire, que l'épingle aura été bien droite et légèrement enduite de cire au moment de sa mise en place sur les cylindres de cire et enfin que l'on aura observé tous les soins de propreté que la méthode comporte.

« Le procédé de fractionnement » nous plaît ; car il semble déjà plus connu, il nous permet de préparer la plaque, de réajuster finement et *de très près* les dents sur les festons de la plaque fondue et enfin il permet l'essayage rigide de l'appareil, avec toutes les dents plaquées.

Si, rompant avec toutes les traditions d'apprentissage, l'on veut tirer de la Presse tous les avantages, si l'on désire d'emblée devenir « Maître » et aborder la grande pièce de dix dents avec plaque et dents contreplaquées d'un seul jet, voici la technique que nous proposons comme celle qui nous a donné les meilleurs résultats. Supposons une grande pièce de dix dents : Si nous voulons l'essayer en cours de montage, il nous faudra confectionner une première pièce en cire avec armatures en fer à l'intérieur, solide, bien faite, qui permettra un essayage complet des dents.

Ce travail présenté à la bouche, mis au point, sera alors reporté sur le plâtre modèle, fixé sur ce dernier pour l'y immobiliser ; puis on coulera du plâtre liquide autour du moule et de la pièce afin de recueillir l'emplacement exact des dents.

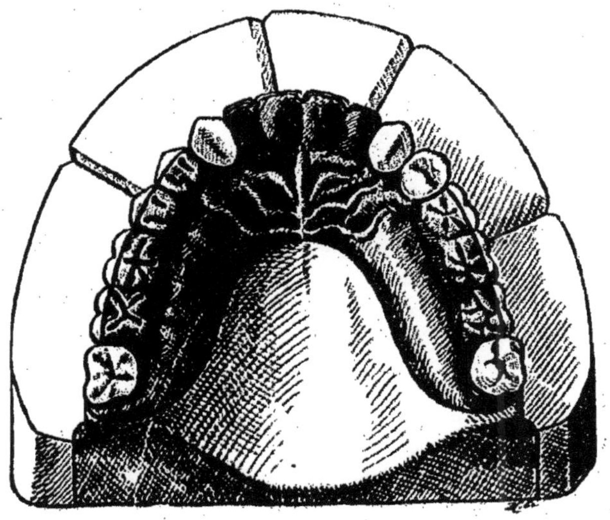

Fig. 133

Comme l'indique la figure 133, le plâtre durci servira de clé permettant de repérer les dents à la place exacte assignée par l'essayage ; ce repérage sera indispensable pour le montage de la « cire perdue » qui deviendra, après la coulée, l'appareil définitif.

Nous n'entrerons pas dans le détail de la complète exécution de cet appareil (1); la technique ne diffère pas du reste du travail ordinaire pour la confection d'une grande plaque courante. Nous conseillerons cependant de pousser le chauffage un peu plus fort encore que pour les plaques, afin d'assurer le soudage parfait des crampons écourtés des dents sur la plaque. Du reste, comme nous avons conseillé de souder une fois pour toutes les crochets, après la confection du corps de l'appareil, il serait simple, si un crampon ne présentait pas toutes les garanties de bon fixage, de lui faire couler un paillon au moment de la soudure des crochets.

(1) B. PLATSCHICK. Le coulage sous pression. *Laboratoire et Progrès Dentaire réunis*, 22 et 29 mars 1908.

CONTREPLACAGE DES DENTS
AUTRE PROCÉDÉ

Nous sommes heureux d'offrir l'hospitalité à un ingénieux procédé de contreplacage dû à M. V. Lassus, car il constitue un progrès sensible dans l'art de blinder les dents à la presse.

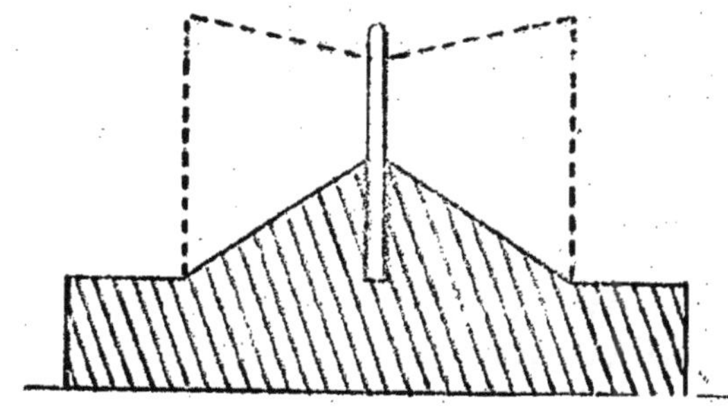

Fig. 134

Sur le socle en buis (fig. 134 vue de profil), il place une épingle trou de coulée pas trop longue, légèrement enduite de cire collante. Puis il entoure épingle et mamelon de buis d'une épaisse couche de revêtement fin, comme l'indique le pointillé.

Chaque dent minérale contreplaquée de cire est alors appliquée, émail en avant, tout autour du et dans le revêtement encore mou (fig. 135). L'épingle se trouve alors au centre du travail.

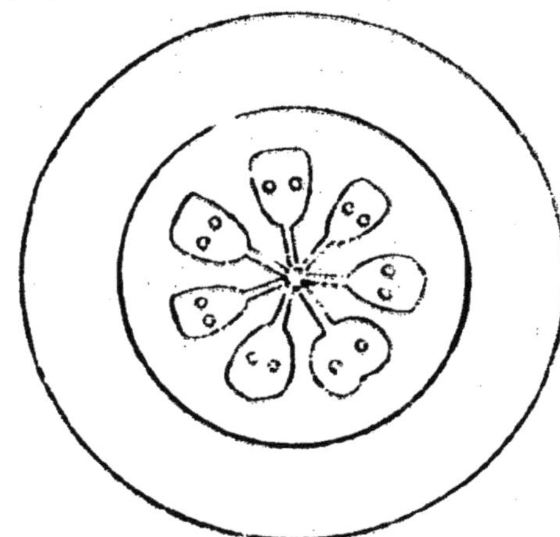

Fig. 135

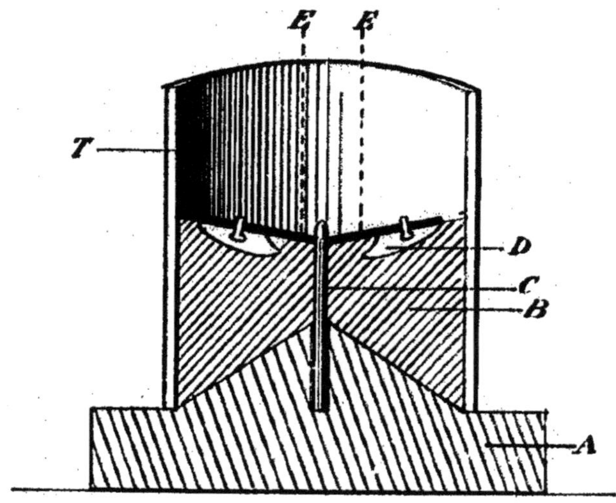

Fig. 136

A. Socle en buis.
B. Revêtement fin.
C. Épingle trou de coulée.
D. Dent contreplaquée de cire.
E E. Petites tigettes de cire réunissant la contreplaque de la dent à la tige trou de coulée.

Lorsque cette partie du revêtement est un peu durcie, on réunit par de fines petites tigettes de cire chaque dent à la tige trou de coulée centrale, ce qui nous fournira en coupe de profil la figure 136, dont la légende explicative fera comprendre le procédé.

Ce petit travail préparé, il ne reste qu'à placer le cylindre T et le remplir soigneusement du même revêtement fin.

Ce procédé assure une bonne tenue aux dents qui ne peuvent ainsi se déplacer ; il permet en outre de contreplaquer un grand nombre de dents dans un petit tube, d'où économie de chauffage et de revêtement ; il est aussi plus aisé et plus rapide de refroidir un petit qu'un gros tube.

PLAQUES A DOUBLE PONT

Il est possible avec l'or coulé, nous l'avons dit et redit, d'entreprendre certains travaux qui, par suite de leur difficulté d'exécution en métal estampé, ne tenaient qu'une place infime dans la prothèse, mais qui maintenant pourront venir en aide au praticien dans un très grand nombre de cas.

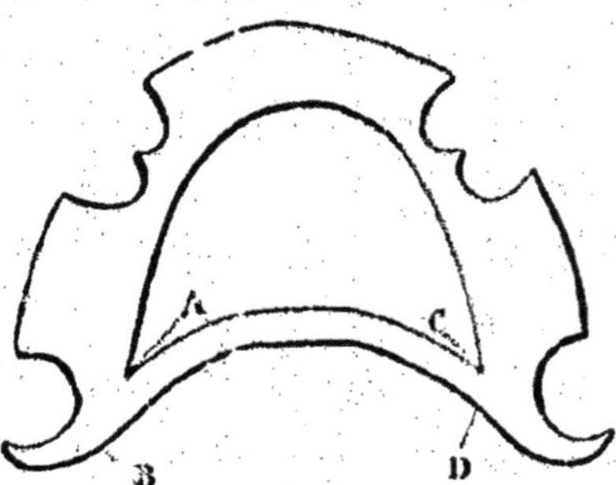

Fig. 137

La confection de la plaque à double-pont sera de ce nombre et sa judicieuse application rendra des services inappréciables, tant au point de vue hygiène à donner à son malade, que satisfaction d'exécution au mécanicien, sans compter l'économie à retirer de pareils appareils que l'on peut établir extra-étroits, légers quoique solides.

La figure 137 en dessin plat représente une plaque en or devant servir de base aux quatre incisives supérieures et aux deux molaires de chaque côté de la mâchoire. L'extrême étroitesse de l'appareil sera renforcée par le pont, ce qui dégagera le palais presque entièrement.

Si, sur ce dessin, nous coupions le double pont A-B-C-D, nous conserverions la plaque ordinaire réduite à sa plus simple expression. Quels ennuis ne nous réserverait pas une telle plaque réduite, trop flexible ; nous devrions l'épaissir considérablement, sans arriver à lui donner une rigidité suffisante sans laquelle un appareil devient nuisible à celui qui le porte.

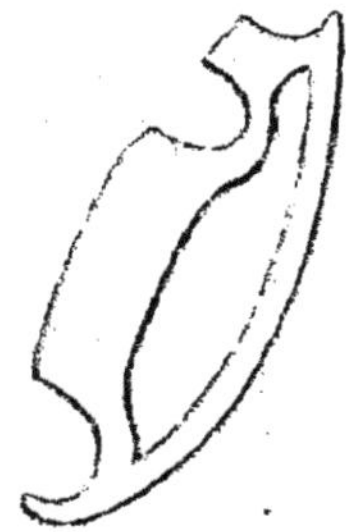

Fig. 138

Devrons-nous renoncer aux plaques en fer à cheval, nous ne le croyons pas pour le moment, mais pour notre part, nous sommes très près, le temps aidant la perfectibilité, de préconiser presque dans tous les cas, les pièces à double-pont, c'est à dire de dessiner les plaques

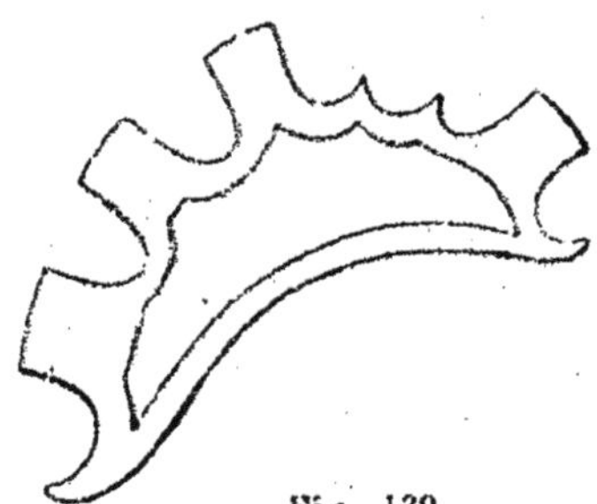

Fig. 139

suivant le cas, pour couvrir le moins possible la voûte palatine tout en conservant à nos appareils le maximum de rigidité pour éviter le mouvement de « pompe » des plaques trop minces. La figure 138 représente le dessin d'une pièce de quatre dents, une petite incisive supérieure, deux petites et une grosse molaire. Tout le centre de la plaque est supprimé, conservant cependant la forme primitive du contour, capable de lui assurer une solidité et une stabilité des plus parfaites.

Cette figure 138 est le dessin d'une plaque qui portera quatre dents. A l'infini, il sera possible de créer des types de plaques de conception nouvelle réduisant au minima la grandeur des appareils. Penser utiliser ce système de « plaques vides » en estampé serait une utopie, car le retrait à la soudure serait sur ce genre de plaques tellement considérable que les appareils terminés seraient inutilisables ou à peu près.

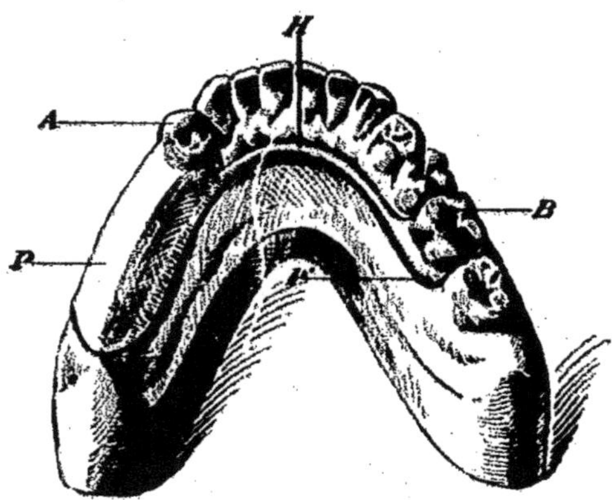

Fig. 140

Le travail à la presse seul permettra la confection de cire assez finement préparée pour utiliser ce procédé ; seule, la plaque coulée de cette forme pourra subir les soudures nécessaires, car seules les plaques coulées ne se gondolent pas, sous l'effort du chalumeau, surtout si l'appareil à souder a été enrobé dans du gros revêtement auquel on aura ajouté une pincée d'amiante en poudre fine.

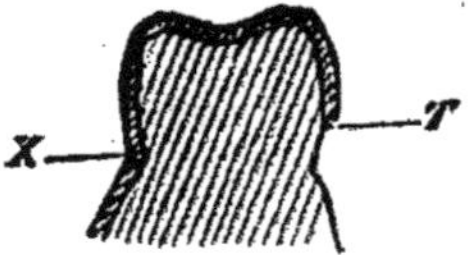

Fig. 141

La figure 140 représente une conception très nouvelle de l'application de l'or coulé à la fabrication des appareils inférieurs. Cet appareil a été réalisé dans notre clientèle et nous a donné un résultat inespéré :

La mâchoire inférieure, privée entièrement de dents côté gauche, a conservé au contraire celles que montre la figure 141.

Du côté gauche de la mâchoire, la seule petite molaire, déviée mais très solide, est rapprochée au point de toucher la canine; il manque donc trois molaires à remplacer.

La conception nouvelle consiste à faire sur la petite molaire gauche A et la prémolaire droite B deux demi-chapeaux d'or qui, (fig. 141, *profil*), couvriraient les faces buccale, triturante et 1/3 de la face labiale de T à X (fig. 141). afin d'assurer à tout l'appareil la tenue parfaite. Bien entendu, ces demi-chapeaux d'or sont réunis à la plaque P'P'P', figure 140 et le tout est venu de fonte en une seule coulée.

Comme on le remarquera sur le dessin, cette plaque dégage entièrement la face linguale des dents et la partie qui portera les dents de remplacement ne sera reliée aux deux demi-chapeaux des molaires que par un bandeau étroit, mais d'une certaine épaisseur à la manière américaine des pièces du bas en gros fil. Il sera facile de donner à cette bande la forme de demi-jonc qui nous paraît devoir réaliser les desiderata.

PLAQUE A PONT A DOUBLE SUCCION

Lorsqu'une mâchoire supérieure a subi la mutilation des deux petites molaires et d'une ou deux grosses de chaque côté, le devoir de l'opérateur-mécanicien est de remplacer les dents absentes par la confection d'un appareil le moins encombrant possible. Il a recours à la pièce à pont, c'est-à-dire deux sections de plaques, une de chaque côté de la mâchoire, réunies par une bandelette assez épaisse qui traverse la voûte palatine.

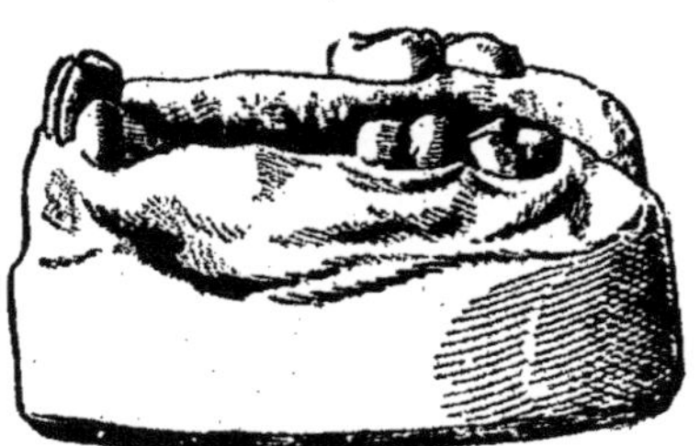

Fig. 142

Ce genre d'appareil donne les meilleurs résultats, mais il devient peu applicable lorsqu'aux points d'attache des crochets se rencontrent des dents très courtes et côniques. Si le crochet est libre, la plaque ne tient pas; s'il est le moins du monde serré, il glisse sur les rondes bosses de la canine ou de la dent de sagesse et la plaque ne tient pas.

La figure 142 représente précisément un de ces cas; on remarquera les canines très courtes, très trapues; à l'autre extrémité de l'appareil, les molaires présentent de même peu de saillies pour retenir les crochets.

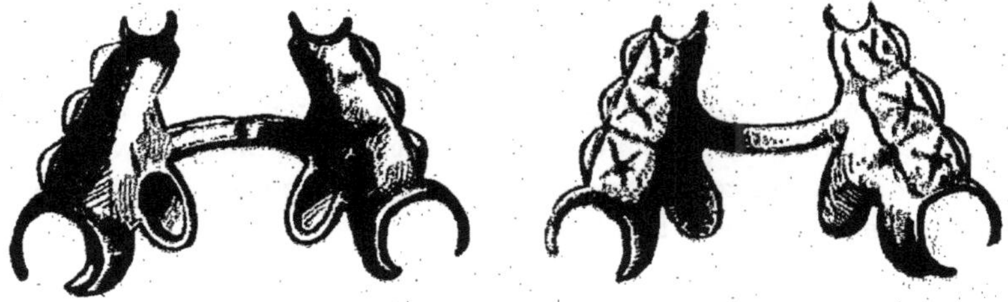

Fig. 143

Pour donner plus d'adhérence à la pièce et ne pas recourir à une plaque plus large, mais au contraire lui conserver le caractère de la « pièce à pont », nous avons décidé d'adjoindre deux succions bien

Fig. 144

placées sur les parties molles du voile du palais, une succion de chaque côté, venues de fonte dans la plaque même.

Voici, à l'appui de ce dessin, la manière de confectionner l'appareil.

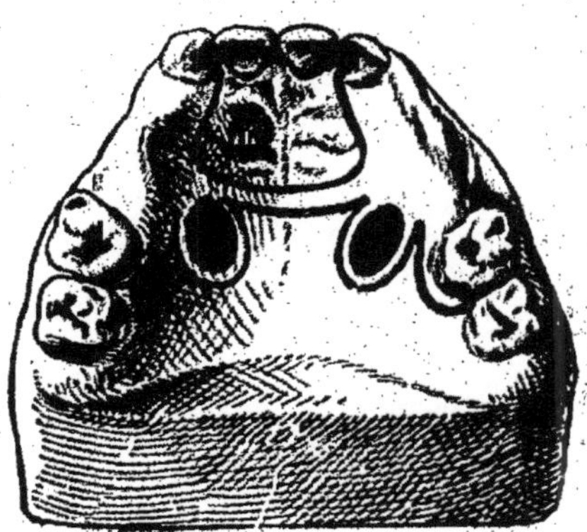

Fig. 145

Sur le modèle (fig. 142), placer de chaque côté de la voûte palatine une petite succion en plomb bien de dépouille (fig. 144).

Cette petite préparation exécutée, nous dessinerons la forme de la plaque au crayon et, pour qu'elle adhère bien une fois coulée sur toutes ses parties, nous ferons subir au modèle, sur le trait dessinant l'appareil, une bonne dépression (fig. 145).

A cette étape, il ne reste plus qu'à huiler le modèle et appliquer soigneusement la plaque de cire spéciale. Cette plaque sera décollée, puis replacée et enfin découpée à la forme voulue pour figurer la pièce à pont et l'entourage de ses succions. A cette première plaque nous donnerons l'épaisseur de 45 millièmes de millimètre; nous adopterons encore ce chiffre pour la plaque de renfort du pont, que nous devons bien unir à la première.

La cire bien façonnée, lisse et sans heurts, la pointe de coulée fixée, le premier revêtement fin couvrira soigneusement toute la plaque et entourera la pointe de coulée. A peine durci, le gros revêtement devra s'apposer sur le premier afin d'avoir l'adhérence complète.

Procéder pour le reste de la mise en revêtement comme à l'ordinaire.

L'appareil « pont à succion » donne dans la bouche les meilleurs résultats, évite le serrage anormal des crochets, possède une contention générale plus grande et vient apporter un secours de plus pour les cas cités plus haut où les dents sont courtes et peu appréhendables aux crochets.

LA NERVURE DES APPAREILS EN OR COULÉ

Oublions que nous avons fait la prothèse en or estampé ; n'en faisons même plus du tout, ce qui sera encore mieux ; cherchons tous les moyens pratiques d'améliorer le travail de l'or coulé, au point de le pousser aux limites inaccessibles à toute autre prothèse métallique.

En dehors des progrès et améliorations toujours possibles à apporter aux revêtements, chauffage, outillage (ce qui est l'affaire du fournisseur), les dentistes, eux, devront s'occuper de la partie artistique de la méthode : la confection de l'appareil dentaire. On peut être sûr que ce n'est certes pas cette dernière partie qui laissera le plus à désirer, quand on connaît la force créatrice et l'ingéniosité du monde dentaire. Quand le procédé du coulage à la Presse aura reçu la consécration du temps, la méthode ne sera même plus discutée, elle sera fatalement adoptée par tous.

Au cours de nos derniers travaux sur les crochets, cet accessoire si important, nous avons acquis cette conviction qu'à épaisseur égale, le crochet plané en or platiné offre plus de rigidité élastique, mais beaucoup moins d'ajustement, que le même crochet en or coulé.

Nous avions l'habitude de tailler le crochet dans un plané d'or platiné d'égale épaisseur sur toute sa surface ; si nous voulions, pour exécuter notre crochet en or coulé, le découper dans une plaque de même épaisseur partout, à l'instar du crochet d'or, nous commettrions une grosse faute. Le crochet en or coulé ne doit pas présenter sur toute sa surface la même épaisseur ; il faut au contraire qu'il présente à de certains endroits des points de force, dans d'autres des points d'élasticité, dans d'autres encore les deux réunis. Jamais, avec le plané, nous ne nous étions occupés de cela, l'anneau était simplement tourné en ceinture autour de la dent ; on nous avait dit cela en apprentissage et nous continuions. Or, comme nous l'avons souvent répété, il faut changer de tactique avec le coulage de l'or, au grand avantage de la méthode.

Le crochet en or plané (fig. 146), s'il a par exemple 55 centièmes de

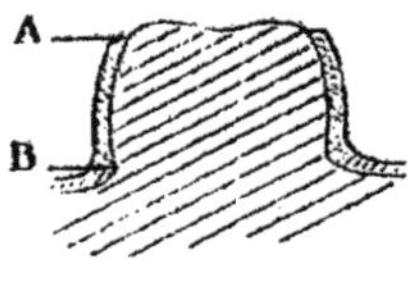

Fig. 146

millimètres d'épaisseur sur toute sa largeur, de A à B, sera à notre avis lourd, bridant, peu élastique et présentera une saillie très nettement accusée en A ; aura-t-il été bien ajusté, que la partie B, bridant le collet, rendra le glissement de l'appareil très difficile. Le crochet en or coulé devra être confectionné tout à fait différemment. Nous devrons appliquer sur le modèle de la dent à encercler une feuille de cire à 35 centièmes de millimètres correspondant au 6 de la filière : une fois ce crochet préparé, on recherchera les endroits où il devra être renforcé. Sur ces points on fera couler avec une fine spatule chaude des nervures de cire qui viendront renforcer le crochet.

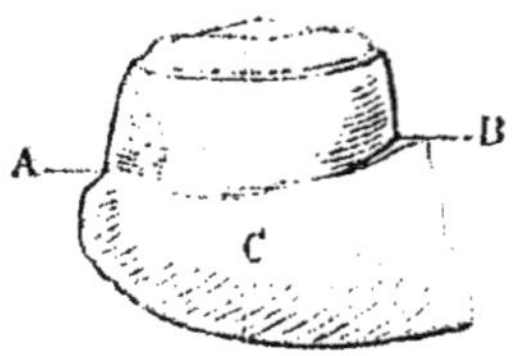

Fig. 147

Considérons l'exemple représenté par la figure 147 : le crochet, quel qu'il soit, soudé à la plaque C, entre l'espace habituel A et B, n'a besoin d'être ni épais ni résistant, mais simplement mince et élastique, puisqu'il est déjà renforcé par la plaque et la soudure qui lui donnent une force énorme, exagérée même. Entre A et B, ce crochet ne devrait avoir que 35 centièmes de millimètre ; au contraire, à partir de ces endroits A et B, où soudure et plaque cessent d'être en renfort, le crochet devrait s'épaissir, mais non pas sur toute sa largeur, ce qui serait inutile, seulement à son centre par une simple nervure adoucie, s'unifiant bien à la plaque de cire base.

Pour être clair, nous étalerons le crochet à plat sur un marbre, après l'avoir préparé et découpé sur la dent à encercler (fig. 148) ; entre A et B, cet anneau aura, comme de D à C, 35 centièmes de millimètre. Les bords CC' auront encore la même épaisseur mais la nervure centrale D aura, y compris la plaque base, en tout, 55 et même 60 centièmes de millimètre, de même de l'autre côté de ce crochet.

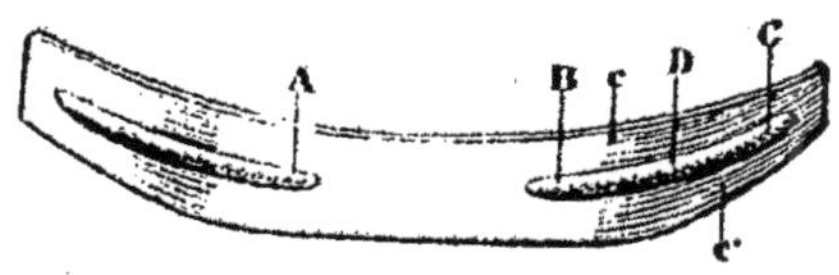

Fig. 148

Comme on le voit ici la méthode de l'or coulé sera d'une inappréciable valeur, car elle permettra de réaliser ce qu'il était impossible de faire avec l'or platiné plané.

On aura de même grand avantage à employer des plaques minces, rendues rigides par des « nervures » appropriées et disposées de certaine façon, et agrémentant ces travaux de « rugies » agréables à la langue.

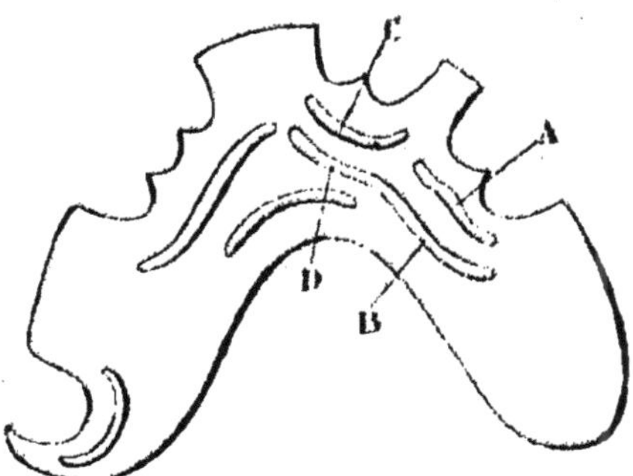

Fig. 119

Une plaque mince est mieux supportée par le malade, mais elle devient nuisible à la bouche par manque de rigidité.

Mais si l'on pratique sur cette mince plaque des nervures qui la renforceront par places et seront disposées comme sur la figure 145 (en A, B, B, D) on donnera à la plaque la rigidité nécessaire, tout en lui conservant son élasticité.

Tous les professionnels comprendront certainement la valeur de nos assertions et apprécieront, comme nous, la qualité d'un appareil exécuté de cette manière.

BLOCS D'OR A PIVOTS

On a souvent une très grande difficulté à faire tenir de très grosses aurifications par blocs fondus. Aussi croyons-nous faire œuvre utile en décrivant un procédé qui permet de donner à de tels blocs un maximum de tenue avec un minimum de travail.

Supposons que nous ayions à réparer une grosse molaire du haut

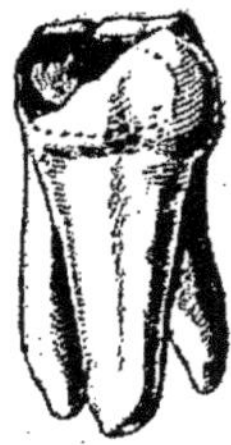

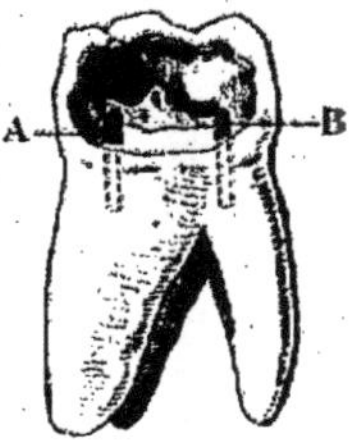

Fig. 150   Fig. 151

(fig. 150), qu'il est difficile d'entamer davantage, parce que plus du tiers manque déjà. Il est nécessaire de combler à la gutta d'abord, puis au ciment, suivant la coutume, les canaux, la cavité pulpaire et la plus grande partie de la carie. Il restera alors un large pourtour (fig. 151), mais aucune rétention ne sera possible.

Voici le procédé simple qui en pareil cas pourra nous tirer d'embarras :

Perforons en A et B (fig. 151) deux petits trous bien parallèles capables de loger la presque totalité de deux crampons de platine de dents minérales, crampons neufs bien droits, bien nets.

Dès que nous aurons présenté les 2 crampons bien à leur place, que nous nous serons assurés de leur parfait ajustement, pas trop libres, pas trop serrés, nous devrons les ressortir, enduire de cire résineuse les deux petites têtes, puis les replacer dans les trous sans les mouiller.

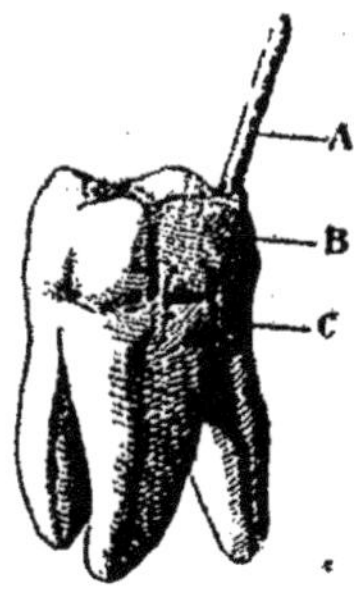

Fig. 152

A. Épingle trou de coulée.
B. Reconstitution en cire.
C. Crampons enfoncés dans la dent et la tête noyée dans le bloc de cire, vus par transparence.

Nous comprimons à ce moment une boulette de cire spéciale qui, tout en impressionnant la cavité, devra emprisonner la tête des deux crampons dans sa petite masse.

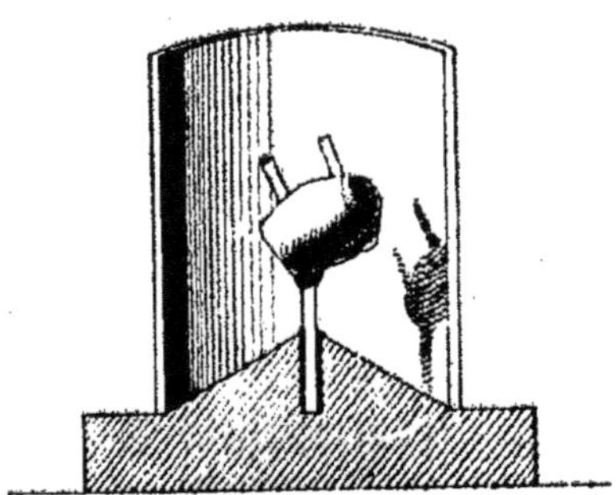

Fig. 153

Dans le bloc façonné en reconstitution, nous placerons l'épingle trou de coulée, comme l'indique la figure 152.

En tirant sur la pointe trou de coulée, nous enlèverons le bloc et le transporterons sur son socle (comme le représente la figure 153).

Si après la coulée et le finissage de la pièce, on complète ce travail par un scellement exécuté avec la digue, ou au sec, le résultat sera vraiment la récompense de la peine que l'on aura prise à l'exécuter.

Nous conseillons de chauffer très fortement le tube du revêtement, afin que la coulée emprisonne bien étroitement les deux petites têtes du pivot ; chacun sait en effet que le platine se soude mal si l'on ne fait pas intervenir une grande chaleur.

RÉPARATION MIXTE PORCELAINE ET OR
DE L'INCISIVE BRISÉE EN SON CENTRE

Nous avons déjà eu l'occasion de décrire la technique de la réparation de l'angle de l'incisive (1), pour laquelle nous préconisions la combinaison du bloc d'or fin, dans lequel s'incrustait un fragment de dent minérale.

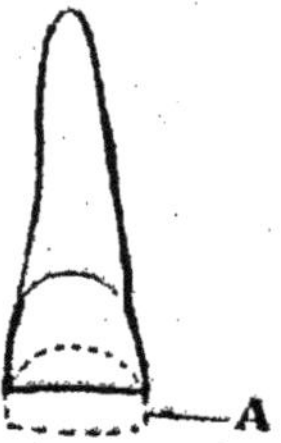

Fig. 154

Il ne s'agit plus ici de la fracture de l'angle de l'incisive, mais de l'accident plus cruel encore qui arrive si souvent à l'enfant de 10 ou 12 ans qui, en jouant, tombe sur les dents et se brise tout le bord tranchant de l'incisive centrale; une partie de la pulpe se trouve à découvert.

Le chirurgien-dentiste doit réparer la dent, les dégâts n'étant pas assez graves pour nécessiter l'amputation totale de l'organe.

---

(1) Blocs combinés pour la réparation de l'angle de l'incisive, p. 69.

Après avoir détruit le nerf, nettoyé, aseptisé la racine, voici comment nous avons eu l'occasion de réparer très convenablement quelques cas semblables avec l'aide d'une fonte à la Presse.

La dent est privée, nous l'avons dit, du tiers de sa longueur (fig. 154), il s'agit donc de redonner à cet organe sa longueur naturelle, que nous indiquons par un pointillé sur notre même figure.

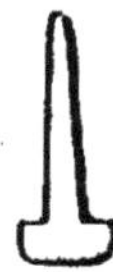

Fig. 155

Après avoir à l'intérieur creusé à la fraise une cavité ovale indiquée en pointillé, approfondi et élargi le canal convenablement, nous préparons un étrier de platine (fig. 155).

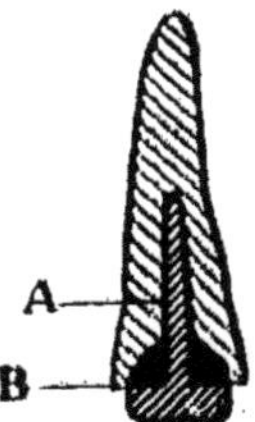

Fig. 156

Cet étrier trouvera son logement dans l'intérieur de l'organe, ne dépassant le trait de fracture que de la partie barrette, afin de former

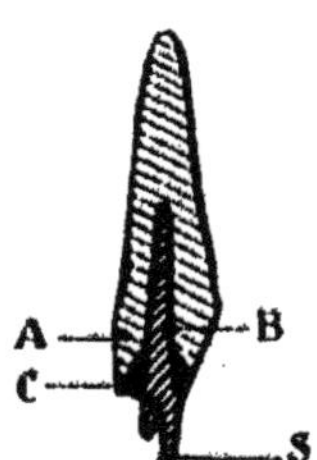

Fig. 157

A. Couronne brisée.
B. Pivot étrier.
C. Cire culot avec le rebord servant de sertissure, sur la face linguale.

un œil placé au niveau de la partie incisive de la dent (fig. 156), le reste de l'étrier servant de pivot et de culot base.

Cet étrier sera enduit d'abord de cire résineuse, puis, entre A et B, d'un renflement de cire spéciale, et enfin mis en place dans la dent.

La cire spéciale servira à confectionner le culot base qui, d'une part, comblera étroitement le creux ovale (marqué en pointillé sur la fig. 156), ainsi qu'à préparer derrière l'étrier (face linguale) une petite sertissure qui recevra la porcelaine de Jenkins.

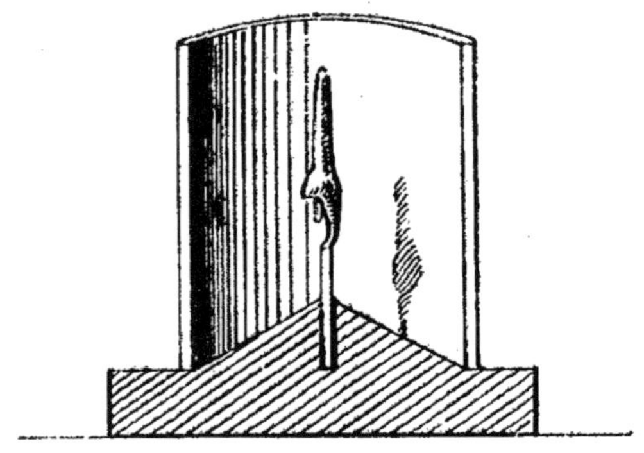

Fig. 158

Voici la dent armée de son étrier et la sertissure vues de profil.

La pointe trou de coulée placée à la pointe de S se présentera comme l'indique la (fig. 158), vue de profil.

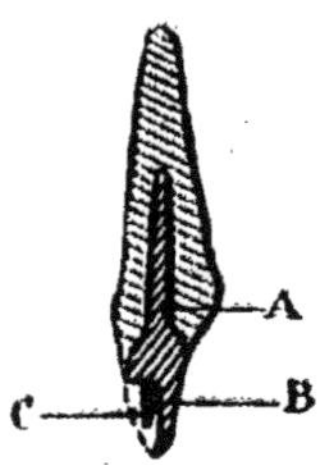

Fig. 159

A. Étrier pivot.
B. Culot d'or sertissure.
C. Bloc de porcelaine enrobant l'étrier et retenu par lui.

A dessein nous n'avons pas parlé d'antagonisme ni de la possibilité d'appliquer ou non le procédé, laissant à nos confrères le soin de choisir le cas propice pour l'adopter.

Dès que la coulée aura été pratiquée en or à 22 k., le nettoyage et l'essayage s'imposent. On s'assurera même de l'antagonisme ; de même à ce moment nous devrons nous rendre compte, en réparant mentalement le membre brisé, si l'étrier de platine est bien au centre de la cassure de l'organe, et si la sertissure sera bien invisible sur la face de l'incisive une fois la porcelaine installée.

Puis, après avoir choisi une pâte convenable, il ne restera plus qu'à enrober l'étrier de porcelaine de Jenkins.

Voici vu de profil et par transparence l'état dans lequel se trouvera le travail après cuisson définitive (fig. 159).

Cette préparation nécessite une grande délicatesse dans l'exécution de la cire et dans le dégagement de l'étrier. Cela, afin d'assurer le plus grand logement possible à la porcelaine : plus cette dernière aura acquis d'épaisseur, plus, naturellement, elle aura de chances de retrouver sa nuance de choix.

La même réparation, mais sans étrier, simplement avec un culot base d'or coulé, peut se faire en employant une section de dent minérale, comme pour la réparation de l'angle de l'incisive, mais elle est, pour ainsi dire, impossible avec les dents minérales ordinaires.

En effet, si nous essayons de prendre dans une dent minérale la section dont nous avons besoin, la coupe (fig. 160) montre ce que cela donnerait.

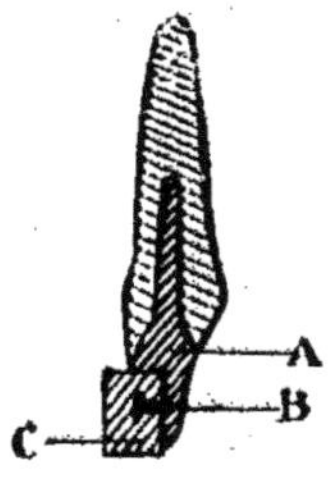

Fig. 160

A. Culot base.
B. Crampon de la dent minérale.
C. Partie minérale de la dent sectionnée.

S'il fallait enlever le surplus à la meule, pour niveler la restauration et la polir, les crampons apparaîtraient au travers de la mince épaisseur de porcelaine qui resterait.

Nous préférons indiquer comme des plus pratiques, notre première méthode, car avec elle le résultat obtenu est très supérieur.

Il nous a été donné, dans un cas où la dent était brisée juste à la moitié, d'employer la partie correspondante d'une dent naturelle. Le résultat a été merveilleux; mais l'occasion d'appliquer ce procédé est des plus rares.

Toute la technique, en ce cas, est la même pour le pivot : seul le culot base change de forme. Voici sur le dessin (fig. 161) comment il

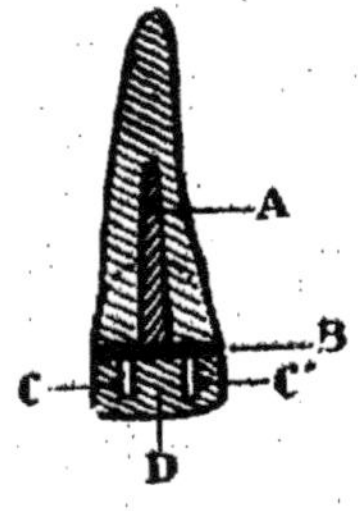

Fig. 161

A. Pivot d'or ou de platine.
B. Base or fin ou à 22 K.
C. 2 crampons de dent en platine.
D. Section de dent naturelle.

faudrait lire le procédé de réparation. (Vue de face labiale et par transparence.)

La solidité de cette réparation semble à toute épreuve. Pour en exécuter le montage, on se reportera à notre technique : *montage de capsules d'émail humain sur chapeau en or* (p. 80).

PORTE-RESSORTS, CLOUS, PIVOTS

BAGUES POUR REDRESSEMENT

Système d'Angle, Bandes d'Or, Bijoux d'Art, Feuilles, Plumes, Plantes, etc.

En dehors des appareils dentaires, il est un nombre considérable de petits objets qui sont du ressort de l'art dentaire et que le mécanicien peut exécuter à la Presse : le porte-ressort, par exemple, en or, argent, aluminium.

Voici de quelle façon ces objets peuvent s'obtenir avec la coulée sous pression :

Sur une plaque de verre, on étalera un petit monticule de plâtre d'albâtre dont on lissera la surface à l'état mou avec une lame de couteau propre.

Sur cette plaquette un peu épaisse de plâtre, on enfoncera à plat, bien huilé, un porte-ressort ordinaire, en ayant soin d'introduire dans le trou une tige de maillechort bien juste.

Quatre cavités digitales seront pratiquées en ABCD (fig. 162), afin de servir de points de repère ; la tige de maillechort dépassera d'environ 2 m/m. la tête du porte-ressort. Cette première partie bien lissée, bien sèche, on huilera toute la surface, puis on coulera la contre-partie en plâtre de même qualité.

Après durcissement général, on séparera, en les chauffant, les deux parties.

Retirer le porte-ressort modèle de sa logette est l'affaire d'une seconde ; mais on laissera la tige en place. Lorsque ce petit moule aura été séché, stéariné soigneusement et refroidi, on pourra alors reproduire par centaines les porte-ressorts. Pour ce faire, le procédé est simple, le voici :

Dans la première partie du moule (fig. 162), après l'avoir talqué et huilé légèrement, on placera un petit bourrelet de cire spéciale qui sera écrasé entre le contre-moule par une légère pression de la

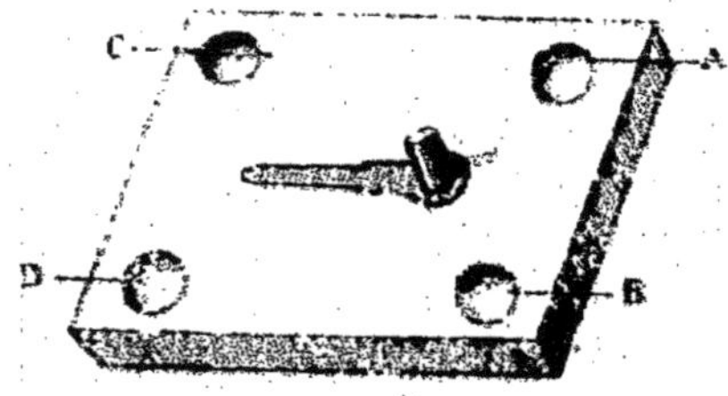

Fig. 162

main ; après ébarbure et refroidissement à l'eau, on retirera ce premier porte-ressorts en cire de sa logette, sans le déformer. On pourra en mouler ainsi, pour les besoins, un, dix, quinze, vingt ; une fois

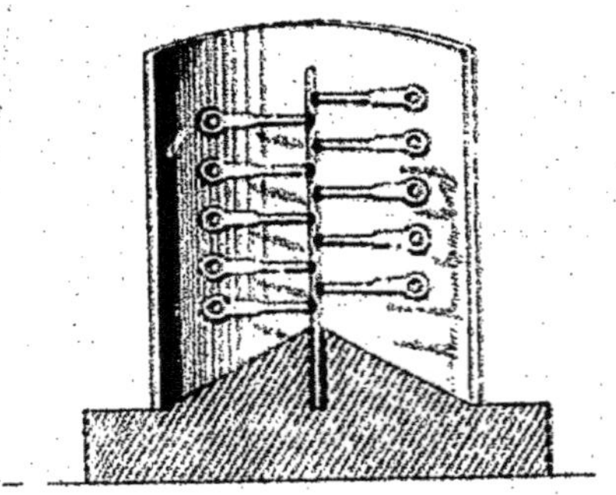

Fig. 163

toutes ces petites pièces préparées, on prendra une longue tige de maillechort enduite sur toute sa longueur de cire résineuse, puis on collera soigneusement toutes les pointes des porte-ressorts sur cette tige, comme fig. 163.

Chaque petite pièce fixée autour de la tige sera enduite de revêtement fin avec un pinceau délicat, puis, enfin, le cylindre sera complètement rempli. On laissera toute une nuit durcir le revêtement. Le lendemain, on pèsera un porte-ressort, on multipliera le poids obtenu par le nombre de pièces à couler; le résultat sera doublé, pour avoir le poids de l'or à placer sous le chalumeau. D'un seul coup de presse, les vingt porte-ressorts seront coulés. Un trait de scie libérateur séparera chaque pièce de la tige de coulée, et les vingt porte-ressorts n'auront plus qu'à attendre le polissage.

.·.

Clous de porte-ressort en or coulé

La même technique sera exactement suivie pour les clous de porte-ressorts ; ils pourront même faire partie de la même fournée que les porte-ressorts (fig. 164).

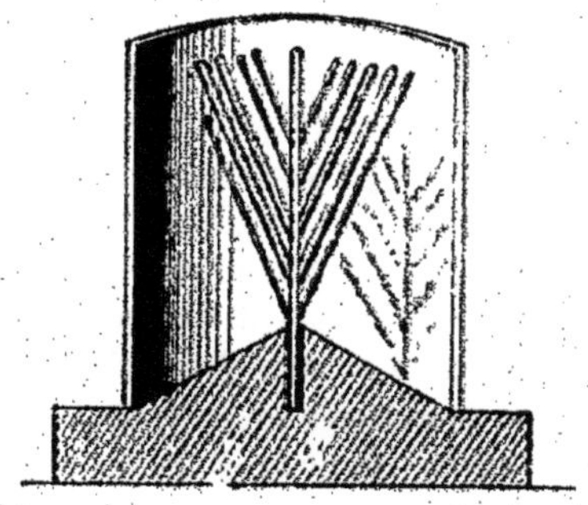

Fig. 164

.·.

Pivots en or coulé

La préparation du fil en or coulé exige un certain tour de main, car il faut fileter de la cire en la passant à la filière. Cela consiste à comprimer du doigt une boulette de cire spéciale ramollie à la lampe sur le trou choisi d'une filière, et en appuyant, arriver à faire passer la cire par le trou. Sitôt la longueur désirée atteinte, refroidir la tige de cire, la rouler légèrement entre deux verres, légèrement humides ou huilés. Il est possible de préparer ainsi 5 ou 6 morceaux de fil de différentes grosseurs, afin de le fondre du même coup de presse (fig. 164).

.·.

Bagues pour redressement du type Angle

Les bagues pour redressement seront traitées exactement comme les crochets en or coulé, dont nous avons déjà parlé, et pourront concourir à rendre ce genre de travaux bien plus agréable et moins dangereux pour les petits malades, que les ceintures en métal soudées à l'étain. La seule difficulté sera le volume de la bague à passer entre les dents afin de pouvoir les encercler. Cette difficulté tombera vite quand nous aurons indiqué la manière de prendre les empreintes partielles des sections de mâchoires sur lesquelles nous devrons apposer des bagues.

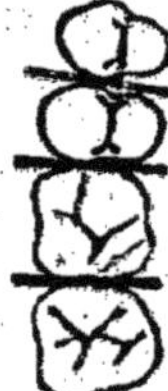

Fig. 165

Dès que l'opérateur aura arrêté son plan de redressement sur un modèle général, qu'il aura choisi les dents sur lesquelles il aura à fixer des bagues, il devra dans la bouche même, introduire entre les dents désignées une très mince lamelle d'or (fig. 165), aussi mince que le métal employé dans la méthode d'Angle.

Ces lamelles devront déborder de 1/4 de centimètre les faces buccale et labiale des dents, comme l'indique la figure 165 ; on prendra alors l'empreinte au plâtre de cette partie de mâchoire. Le modèle

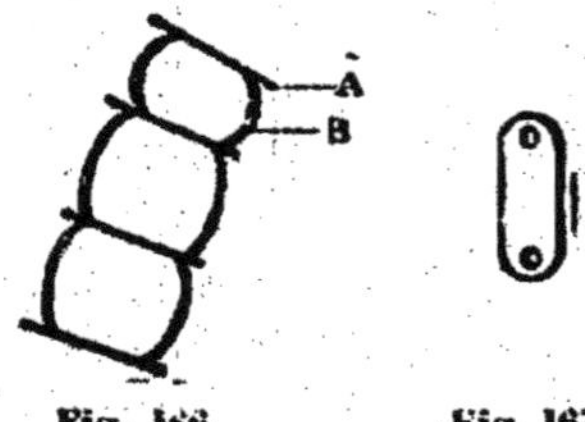

Fig. 166   Fig. 167

obtenu après durcissement, stéarinage et huilage, nous n'aurons plus, après avoir préalablement décollé chaque lamelle d'or, qu'à compléter la bague ou les bagues entières avec de minces lamelles de cire au 4 ; chaque lamelle d'or, se trouvant collée à la cire résineuse, recevra une demi-lune de cire spéciale constituant la bague (fig. 166).

Comme chaque lamelle, en ce cas, pourrait empêcher l'or de couler dans la bague suivante, il est indispensable de percer chaque extrémité des lamelles d'un trou, avec la pince à contreplaques (fig. 167).

Si l'on place le trou de coulée à gauche, il ne faudra pas oublier de relier le côté droit par une tige de cire, partant du trou de crampon A à la tige du trou de coulée B.

Nous insistons volontiers, pour éviter à nos confrères un travail inutile, sur les trous pratiqués préalablement dans chaque lamelle; ces trous se trouveront aux intersections C, D, E, F, G, H, I, J (fig. 168). Si l'on ne pratiquait pas ces trous, les bagues ne seraient pas constituées par la coulée, qui se trouverait interceptée par les lamelles non perforées.

De même, si l'on oubliait de placer le fil de cire allant de A à B la tige de coulée, la partie droite des trois bagues ne coulerait pas; cela est facile à comprendre.

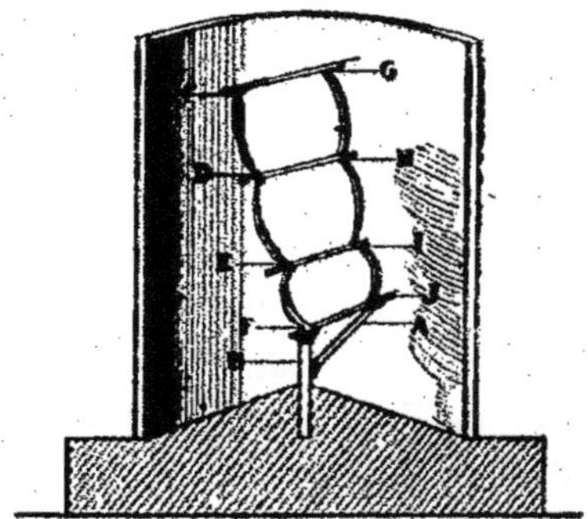

Fig. 168

La méthode d'Angle demande l'apposition de tubes, griffes, crochets, agrafes; rien n'est plus simple d'agrémenter les faces linguale et labiale de tous les petits objets : la seule difficulté est la manipulation délicate des cires à préparer et la légèreté de main à déployer dans leur confection.

Les bandes de renfort en or coulé.

Plus n'est besoin, pour les bandes de renfort, de faire laminer un fil et de le tordre à la pince, ce qui était long, désagréable et surtout peu exact d'adaptation. La bande de renfort coulée est de beaucoup préférable; elle peut être épaisse aux endroits voulus, comme elle peut être mince et étroite à la sertissure des crochets, par exemple.

Elle peut être agrémentée de pédicules plus ou moins nombreux, allant retrouver les dents, et prévenir ainsi les fractures au niveau des renforts.

Bref, voici sa technique de ce procédé:

Tracer, au crayon, légèrement, sur le modèle la forme rêvée du renfort; huiler ce modèle; puis appliquer sans l'écraser la cire spéciale sur les endroits à recouvrir. Avec un canif, découper, en suivant le trait de crayon; puis étudier les endroits faibles et les surcharger en ajoutant, à la spatule chaude, un peu de cire proprement étalée. En face des dents isolées, diriger un mince pédicule allant de la bande au pied de la dent (fig. 169).

Le renfort est-il convenable, il reste à fixer l'épingle trou de

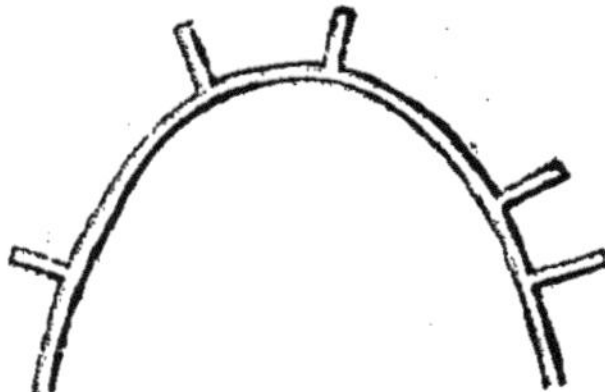

Fig. 169

coulée et à recouvrir de revêtement fin la bande et les pédicules. Quand ce premier revêtement sera durci il entraînera la cire qui sera recouverte à son tour sur l'avers avec du même revêtement. Procéder ensuite comme pour une plaque ordinaire.

.·.

Tout n'a pas encore été dit sur la presse, il faudrait des volumes ; nous ne ferons qu'indiquer le parti que pourra tirer de la Presse le dentiste ingénieux, pour la confection d'objets et de bijoux artistiques.

S'il sait modeler, il pourra facilement exécuter des bagues, bracelets, bijoux d'art, comme nous l'avons fait nous-même.

Nous avons réussi un chardon en argent de toute beauté (fig. 170). Cette plante séchée a été simplement collée sur l'épingle trou de coulée, très soigneusement enduite de revêtement fin, brûlée dans le revêtement et coulée. Des coléoptères, des grosses mouches, des fleurs séchées, de petites branches d'arbrisseaux constituent notre collection qui, certainement, s'enrichira de mille bibelots pouvant être exécutés en étain, zinc, aluminium, or et argent, ou en mélanges de ces métaux. On peut couler ces objets comme des plaques ordinaires sans avoir davantage besoin de pratiquer d'évents.

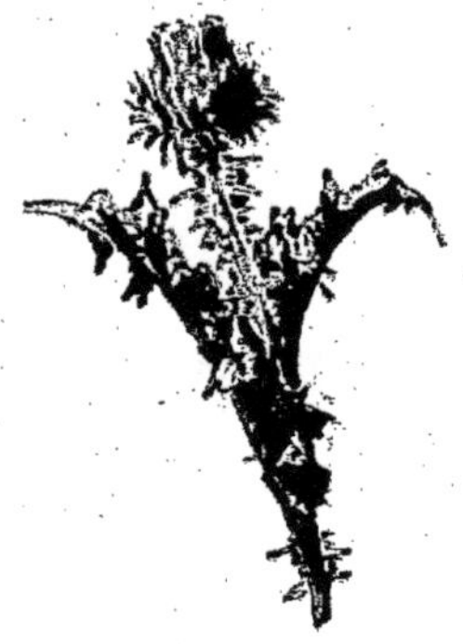

Fig. 170

Un certain nombre de bijoutiers et de professionnels à qui nous avons ouvert notre modeste laboratoire et que nous avons initiés à la méthode, en sont devenus des partisans enthousiastes et convaincus.

PRISE D'EMPREINTE

DES BLOCS D'OR ET DE PORCELAINE

La plus ou moins longue durée d'un bloc d'or, ou de porcelaine est proportionnée à la perfection de son ajustement.

Partant de ce principe, nous avons recherché quel était le meilleur moyen de tirer hors de la cavité la petite masse de cire qui doit reproduire tous les méandres de la cavité en même temps que les contours, sans la déformer.

Comme beaucoup d'auteurs après nous l'ont prôné, la cavité à obturer doit subir au préalable une copieuse déformation, voire même certains remplissages pour amener la cavité en forme de « bol » (1) ; elle doit être rendue d'accès possible sinon facile, sans quoi l'obturation par bloc quelconque est impossible.

Ceci dit, voici le procédé qui nous a donné le plus de satisfaction pour les obturations à la porcelaine.

Sur la carie ainsi préparé est présenté un petit ovale d'or, « Crystal Gold Surface Standard, ou de platine numéro 40 », bien recuit à l'alcool. Avec des boulettes d'ouate, on obligera le métal, en le comprimant graduellement, à épouser le fond de la cavité, travail qui se continuera avec des outils en boule de toutes dimensions. On roulera l'instrument en

---

(1) Léger-Dorez. Bulletin de la *Société Odontologique*, séance du 14 décembre 1907. — Bulletin de l'*Académie de Médecine*, 31 octobre 1898. — *Progrès Dentaire*, février 1897. — *Odontologie*, janvier 1898. — *Revue Internationale de Thérapeutique et de Pharmacologie*, 1898.

tous sens afin que la feuille de métal épouse absolument toutes les
formes de la cavité, et cela dans la perfection. La seconde manœuvre
consistera à emprisonner dans une boulette de cire (de la grosseur de la
capacité de la cavité) l'extrémité d'un morceau de fil de soie *floche* auquel on aura fait trois ou quatre nœuds les uns sur les autres (fig. 171).
Supposons maintenant la plaquette d'or bien en place dans la carie.
Pour la sortir intacte et sans déformation, on séchera cette plaquette
(soit à l'air chaud, soit avec un peu de chloroforme). [Puis on intro-
duira la boulette de cire emprisonnant le nœud de fil de soie, dans le
milieu de la cavité. On enlèvera tout le surplus en tassant sans
déranger le fil de soie qui occupera alors le centre de la cavité (fig. 172).
Après refroidissement, tirer légèrement sur le fil qui entrainera la
cire et à sa suite la plaquette d'or, empreinte absolue de notre cavité.

Pour débarrasser la cupule d'or de la cire et de son fil, il suffira
de tremper le tout durant une seconde dans l'eau bouillante.

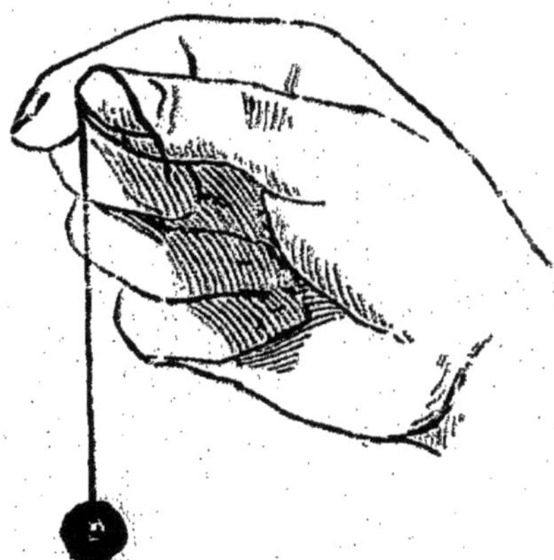

Fig. 171

Sécher la cupule à la flamme, puis la remplir (avec la plus grande
délicatesse de la pâte à porcelaine à basse fusion de son choix,
exprimer entièrement l'eau contenue dans la pâte au moyen de
petits fragments de buvard blanc et au besoin laisser sécher sur la
porte chaude du fourneau, afin qu'il ne reste pas la moindre humidité
dans la pâte au moment de la porter au four.

Sur le petit plateau on placera de la fine poudre d'amiante sèche
sur laquelle on appuiera alors la cupule d'or contenant la pâte à
cuire. Le travail sera porté au four et biscuité. On ajoutera la pâte
nécessaire ; une, deux et même trois fois, le travail sera passé au
feu jusqu'à remplissage et cuisson parfaite.

Si la main a été délicate, le bloc ainsi préparé aura subi aussi peu de déformation que possible, et l'on sera souvent étonné de sa merveilleuse adaptation. Si le praticien préfère procéder par surmoulage en plâtre d'une empreinte prise à la cire ou à la laque spéciale, il pourra employer avec grand avantage le morceau de soie avec les nœuds noyés dans la boulette à comprimer dans la carie. La cire, ou la laque imprimée dans la cavité, sera alors facilement retirée en tirant délicatement sur l'extrémité opposée du fil de soie, les nœuds du fil entraînant l'empreinte avec le minimum de déformations.

De même que, pour la prise d'empreinte des blocs de porcelaine, la prise des blocs d'or offre certaines difficultés ; si le bloc de cire est humide, la pointe se colle mal, et le bloc de cire reste au fond de la cavité, d'où perte de temps.

Pour éviter cet ennui, on aura recours au procédé suivant :

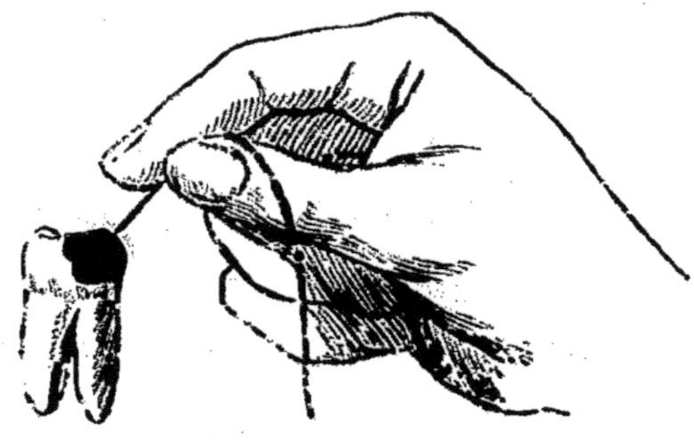

Fig. 172

Emprisonner dans une boulette de cire spéciale l'extrémité nouée d'un fil de soie solide (fig. 171).

Après avoir réchauffé la boulette, la comprimer dans la cavité avec des fouloirs en ayant soin de tenir le fil au centre du travail (fig. 172).

Comme dans ce procédé c'est le bloc de cire lui-même qui sera transmuté en or, le fil de soie ne doit pas brûler dans l'intérieur du moule, sous peine d'y produire des cendres de combustion préjudiciables à l'homogénéité du bloc.

Il faut donc prendre une certaine précaution, au moment du fixage de l'épingle trou de coulée, précaution qui consiste à allonger le fil de soie en le collant le long de l'épingle (fig. 173).

Si on chauffe un peu le moule sec, il est aisé, en tirant sur l'épingle, de retirer le fil avant qu'il ne soit entré en combustion.

Si le nœud n'a pas été fait trop gros, il n'entraînera pas la moindre parcelle de revêtement, le trou de coulée ne sera donc que peu élargi, ce qui du reste ne serait pas un mal.

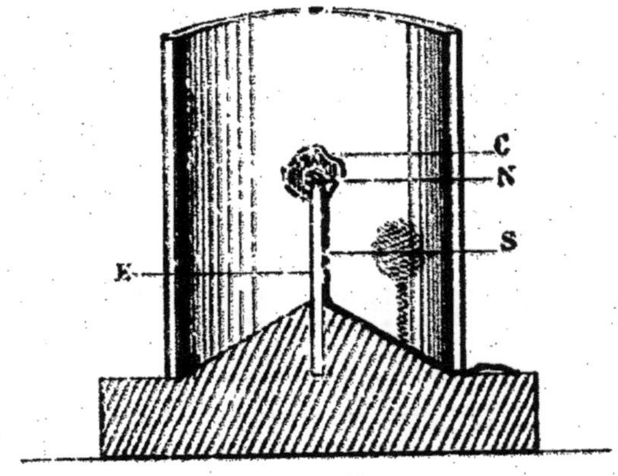

Fig. 173

PORTE-EMPREINTES ET SUCCIONS

Choisi dans les séries, le porte-empreinte répond le plus souvent aux besoins des dentistes, lorsqu'il s'agit d'un cas normal. Mais, lorsqu'une bouche est déformée, si les dents sont allongées, solitaires ou par groupes isolés, il devient absolument nécessaire de confectionner un porte-empreinte spécial au cas qui se présente.

A la presse rien n'est plus simple, quoique deux procédés se présentent, soit la confection directe du porte-empreinte sur la bouche, soit que l'on préfère le préparer sur le moulage d'une première prise d'empreinte au stent.

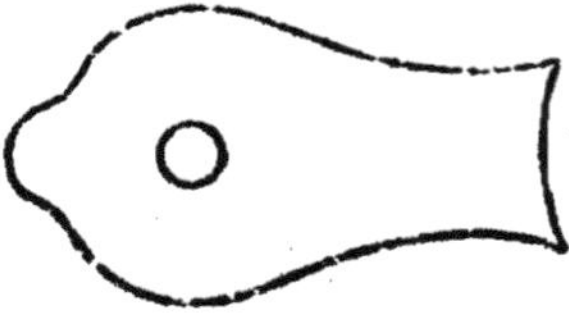

Fig. 174

Personnellement, nous préférons la confection sur la bouche même comme étant la plus simple et la plus rapide d'exécution.

On doit coller les unes sur les autres trois feuilles de cire spéciale à 0 55 centièmes de millimètres, suivant la rigidité désirée, donner à cet ensemble la forme convenable avec les doigts humides, couper les bords avec une paire de ciseaux mouillés, puis introduire dans la bouche cette forme primitive, qui prendra par de savantes et légères pressions la forme désirée. Retirée de la bouche, elle sera plongée dans l'eau froide et dressée.

Avec quatre ou cinq épaisseurs de même cire collées les unes sur les autres et découpées comme fig. 174, la queue du porte-empreinte sera préparée. Cette queue unie à son tour à la forme obtenue dans la bouche constituera le porte-empreinte.

La fig. 175 en représente un qui a été confectionné pour prendre l'empreinte d'une mâchoire supérieure où seules les deux incisives centrales allongées et remuantes subsistaient.

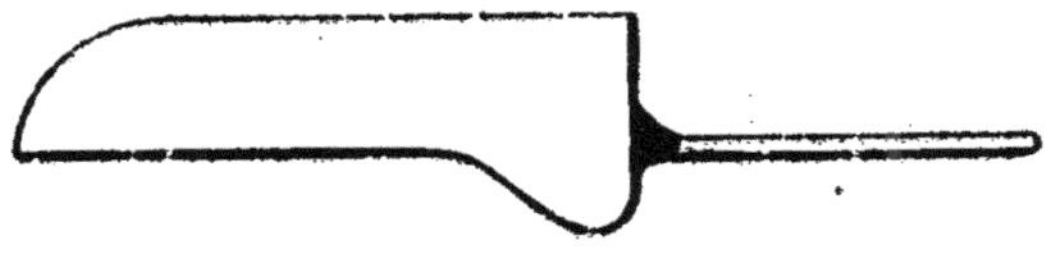

Fig. 175

La coulée fut des plus simples, l'épingle placée, ce porte-empreinte de cire fut recouvert d'une couche égale de revêtement fin, puis le tout noyé dans le gros revêtement.

Le cylindre chauffé et porté au rouge comme d'habitude, fut ensuite laissé à refroidir. La coulée de l'étain fut pratiquée lorsque le cercle était encore tiède.

La quantité d'étain à fondre est trois fois le poids d'un porte-empreinte en maillechort ordinaire.

De la forme des succions en étain. — Il est beaucoup plus simple de découper la succion dans une feuille de plomb laminé extemporanément, et de l'ajuster par compression sur le modèle stéariné, mais lorsque l'on chauffe plusieurs cylindres pour fondre des plaques, un petit cylindre de plus n'entraîne pas une grosse dépense, et la succion n'en sera que mieux préparée si elle est faite en coulée.

Le façonnage de la cire étant encore plus aisé que celui du plomb, bien malléable cependant, nous pensons que le praticien avisé cherchera des combinaisons de formes nouvelles à donner aux succions, des ronds, des ovales réunis par des lignes afin de s'appliquer aux parties molles du palais.

Rompre enfin avec les vieilles formes pour tâcher de trouver la meilleure contention des appareils supérieurs, tel sera le but de la fonte des succions à la presse.

UN PONT COUPÉ

Il était impossible pratiquement d'établir un pont sur le modèle (fig. 176), la convergence des points fixateurs étant considérable par suite de l'application défectueuse d'appareils successifs qui ont écarté la canine en la rejetant sur la petite incisive et la première grosse

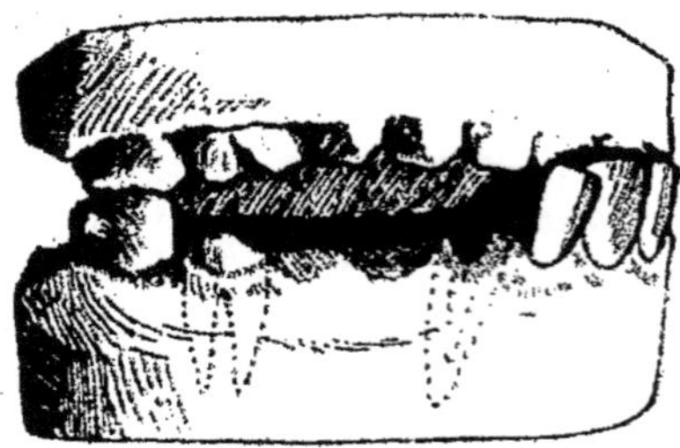

Fig. 176

molaire repoussée sur la seconde. Si nous avions établi le pont, il aurait été impossible de le faire entrer pour prendre sa place définitive. Avec l'aide de la coulée du métal à cire perdue, nous avons pu facilement réaliser un « pont coupé » qui a permis de le placer en deux parties; voici comment nous avons procédé :

Sur la racine de canine nous avons établi, ayant en son centre un pivot de platine, un remplissage d'or fin capable de combler l'usure en entonnoir de la racine, à la manière de notre méthode pour les couronnes « Logan (1) » (fig. 177), puis confectionné un chapeau solide sur la racine de la première grosse molaire, autre extrémité du tra-

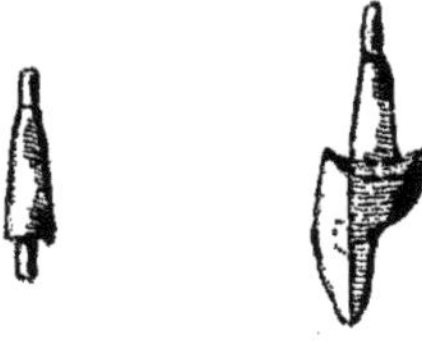

Fig. 177   Fig. 178

vail. Ces deux pièces préparées ont été placées dans la bouche, afin d'en tirer une bonne empreinte au plâtre, laquelle devra conserver en son sein les deux pièces en question.

Fig. 179

Nous nous trouvions donc, après avoir coulé ce plâtre, devant un modèle, bosse ordinaire, dans lequel étaient fixés le pivot dans la canine, le chapeau d'or sur la première grosse molaire. Il ne nous restait donc plus qu'à jeter un tablier sur les deux culées pour constituer un pont complet.

Continuant notre travail par l'ajustement parfait d'une *canine*

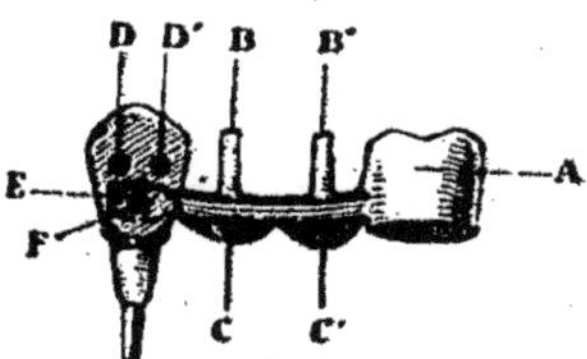

Fig. 180

A. Chapeau de grosse molaire.
B. B Pivot pour les dents à tube.
C. C. Base des dents à tube.
D. D. Trous de passage des crampons de la canine plate.
E. Mortaise de logement de l'extrémité de la tige de platine à œil.
F. Trou de passage de la tige fixatrice de la bande de platine à œil.

____

(1) Dents à pivots enrobés, p. 63.

plate, pour remplacer celle perdue, et de deux petites molaires de Bonwill à placer entre les deux points d'attache.

La canine plate, huilée, fut contre-plaquée d'une bonne épaisseur de cire spéciale et appliquée sur le culot à pivot, ce qui donnait la figure 178.

A son tour, une forte bande de platine irridié était ajustée (fig. 179) entre le chapeau d'or et la canine ainsi préparée.

Cette bande de platine porte, comme on le voit, un œil sur la partie qui sera en contact avec la canine ; voici à quoi il va nous servir : si nous montons le bridge, vue de face linguale, voici ce que nous verrons (fig. 180).

On comprendra de suite par la légende explicative, que l'œil perforé dans la bande de platine viendra, en s'installant dans la mortaise de la canine, tomber juste au niveau d'un trou F., pratiqué au travers de la masse d'or constituant le talon de la canine, ce qui donnerait de côté la fig. 181.

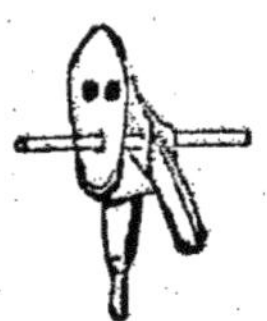
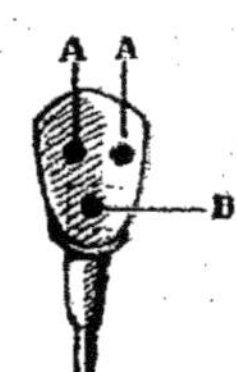

Fig. 181   Fig. 182

A. A. Trou des crampons.

B. Trou par lequel passera le goujon fixateur immobilisant la tige de platine à œil, dans le talon de la canine.

La face labiale de la canine, avant que la dent d'émail ne soit appliquée, donnerait la figure 182.

Le placement de l'appareil se fera en quatre temps.

1. On fixera la carcasse de canine à pivot, sans sa face d'émail.

2. Le chapeau d'or portant les deux dents à cheval sur la bande de platine à œil qui tombera dans sa mortaise.

3. On enfoncera le pivot de platine au travers du trou B (fig. 182).

4. Enfin on fixera au ciment la canine dans son logement.

Cette méthode permettra d'utiliser nombre de racines divergentes ou convergentes à l'application de bridges dans des cas ou il était le plus souvent impossible d'en placer : si toutes les pièces d'un pareil travail sont bien ajustées, cela constituera une œuvre d'une solidité véritablement remarquable, tout en laissant entre les dents fixatrices une certaine élasticité, qui sera loin de nuire à la conservation des dents de base.

Publications du même Auteur

Etude critique sur les divers moyens pratiques de nettoyer les Appareils de Vulcanite au sortir du moufle (1891). *Progrès Dentaire. Monde Dentaire.*

Le dentier à bords mous. *Revue des Inventions Nouvelles* (1892).

Masque porte-linges pour l'anesthésie au bromure d'éthyle. Déposé n° 1451-1452. *Revue Odontologique* (1892).

Pédale-commutateur pour les tours électriques à renversement (Brevet : 7 août 1897, n° 269.431).

Dispositif d'éclairage de la bouche à l'acétylène (Brevet n° 271.029) (1897).

Nouveau procédé d'obturation des dents au moyen de blocs de porcelaine fondue dans le moule de la carie. Revue et Séances de démonstrations : *Société Odontologique de France* (1896). *Journal de Médecine et de Pharmacologie. Quarterly-Circular. Monde Dentaire. Progrès Dentaire,* etc., etc. Concours pour le Prix Alvany de Pauhy à l'Académie de Médecine. Dépôt sous pli cacheté (1896).

Flacon compte-gouttes à cupule. Déposé 9313-9380 (1898).

Retentissement de la grippe sur le système dentaire. *Monde Dentaire* (1898).

L'émail fusible. *Monde Dentaire* (1897-98).

L'empreinte au plâtre. *Monde Dentaire* (1899).

Les expertises en art dentaire. *Monde dentaire* (1899).

La porcelaine en art dentaire. *Monde Dentaire* (1900).

Sur la méthode fixatrice et sclérogène. *Monde Dentaire* (1900).

L'aurification moulée ou aurification par blocs d'or fondu dans le moule de la carie. *Progrès Dentaire.* 1 brochure, Imp. Paul Bousrez, Tours. *Monde Dentaire* (1900).

L'art dentaire à l'exposition de 1900 (1901).

Procédé d'obturation des dents par blocs d'or fin tournés au tour. *Progrès et Monde Dentaire* (octobre 1901).

Influence de la nicotine sur la vitalité de la pulpe. *Monde Dentaire* (1902).

Nouveau procédé d'obturation au moyen de blocs de Sardonyx. *Société Odontologique* (1903).

Le gaz oxygène dans le traitement de la pyorrhée alvéolo-dentaire et les trajets fistuleux. Bulletin de l'Académie de Médecine 1904. 1 brochure, imprimerie P. Bousrez à Tours (1903). Dépôt à l'Académie pour le Concours du Prix Alvarenga de Pauhy, sous pli cacheté, 1903.

Procédé original pour la prise d'empreinte des cavités à pourvoir d'un inlay en porcelaine. *Progrès Dentaire* (1906). *Laboratoire* (1907).

Comment remédier à la non-translucidité des dents minérales. *Revue générale de l'Art dentaire* (Juillet 1908). *Laboratoire et Progrès Dentaire réunis* (Septembre 1908).

Blocs combinés pour la réparation de l'angle de l'incisive. *Laboratoire et Progrès Dentaire réunis.* (15 novembre 1908).

Les blocs et chapeaux d'or à pertuis de sécurité (7 figures). *Laboratoire et Progrès Dentaire réunis* (13 décembre 1908).

Miroir à bouche double-face (Ash).

Plaques d'or à cire perdue. *Laboratoire et Progrès Dentaire réunis* (27 déc. 1908). *Monde Dentaire* (1908).

Les plaques en or coulé. Ce que l'on doit éviter dans les travaux à la presse (5 figures). *Laboratoire et Progrès Dentaire réunis,* 31 janvier 1909 (1908). *Ash's Quarterly,* Juillet 1909. *Ash's Wiener Vierteljahrs-Fachblatt,* Février 1909.

Les dents humaines changent de forme et de volume depuis leur création jusqu'à leur mort. 1 brochure, 1903. *Revue Générale de l'Art Dentaire,* 1908.

Les pédicules coin. Moyen de contention (3 fig.). *Laboratoire et Progrès Dentaire réunis,* 7 fév. 1909 (1908).

Un bridge en or coulé (5 fig.). *Laboratoire et Progrès Dentaire réunis,* 21 mars 1909 (1908). *Ash's Quarterly Circular.*

Gencives émaillées sur or coulé (4 fig.). *Laboratoire et Progrès Dentaire réunis,* 11 avril 1909. *Ash's Quaterly Circular,* Juillet 1909 (1908).

Les travaux à la presse. Ce qu'on ne doit pas faire (2 figures). *Laboratoire et Progrès Dentaire réunis,* 3 mai 1909 (1908).

Abrasion mécanique. Sa réparation par les blocs d'or à pivots creux (6 figures). *Laboratoire et Progrès Dentaire réunis,* 9 mai 1909 (1909).

Capsules d'émail naturel pour recouvrir les chapeaux d'or (9 figures). *Laboratoire et Progrès Dentaire réunis,* 16 mai 1909 (1909).

Les crochets en or coulé (4 fig.). *Laboratoire et Progrès Dentaire réunis,* 23 mai 1909 (1909).

Les travaux à la presse. Gencives en or creux (11 figures). *Laboratoire et Progrès Dentaire réunis,* 6 juin 1909 (1909).

I. Les couronnes d'or à face émaillée ; II. Couronne d'or à face d'émail empruntée à une dent naturelle ou minérale (13 fig). *Laboratoire et Progrès Dentaire réunis,* 13 juin 1909 (1909). Congrès de Berlin, 1909.

Couronne Logan et dents à pivots enrobés. Racines baguées ou non. Les travaux à la presse (11 figures). *Laboratoire et Progrès Dentaire réunis,* 20 juin 1909 (1909).

I. Les chapeaux d'or à talons creux, leur emploi sur les appareils d'or ou caoutchouc ; II. Les dents à pivots à talons creux. Les travaux à la presse (12 figures). *Laboratoire et Progrès Dentaire réunis,* 27 juin 1909 (1909).

I. Les appareils de redressement dits « Emboutis à élastiques » estampés ou en or coulé ; II. Les molaires creuses à faces émaillées sur plaques d'or (7 figures). *Laboratoire et Progrès Dentaire réunis,* 4 juillet 1909 (1909).

I. Appareils mixtes ; II. De la réparation des bridges à faces en dents minérales (8 figures). *Laboratoire et Progrès Dentaire réunis*, 11 juillet 1909 (1909).

I. Dents à pivots dont au moins une mobile ; II. Renforts cloisonnés (13 figures). *Laboratoire et Progrès Dentaire réunis*, 18 juillet 1909 (1909).

Réparation mixte porcelaine et or de l'incisive brisée en son centre. *Laboratoire et Progrès Dentaire réunis*, 1er août 1909.

Porte-ressorts. Clous-pivots bagués pour redressement système d'Angle. Bondes d'or. Bijoux d'art. Feuilles. Plumes. Plantes. *Laboratoire et Progrès Dentaire réunis*, 8 août 1909.

Blocs d'or à pivots. *Laboratoire et Progrès Dentaire réunis*, 22 août 1909.

La nervure des appareils en or coulé. *Laboratoire et Progrès Dentaire réunis*, 29 août 1909.

Plaques à double pont. *Laboratoire et Progrès Dentaire réunis*, 5 septembre 1909.

Les dents contreplaquées à la presse. *Laboratoire et Progrès Dentaire réunis*, 19 septembre 1909.

Porte-empreintes et succion. Les travaux à la presse. *Laboratoire et Progrès Dentaire réunis*, 26 septembre 1909.

Les plaques à double ponts. *Laboratoire et Progrès Dentaire réunis*, 1909.

La prise des empreintes des blocs d'or et de porcelaine (voir les dates).

Un pont coupé. *Laboratoire et Progrès Dentaire réunis*, décembre 1909.

Un pont à pivots mobiles. *Laboratoire et Progrès Dentaire réunis*, janvier 1910.

TABLE DES MATIÈRES

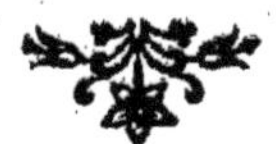

ÉTAMPES
IMPRIMERIE MAURICE DORMANN
16, RUE SAINT-MARS, 16

Maurice DORMANN, Imprimeur
15, Rue Saint-Mars, 15
ÉTAMPES (S.-&-O.)

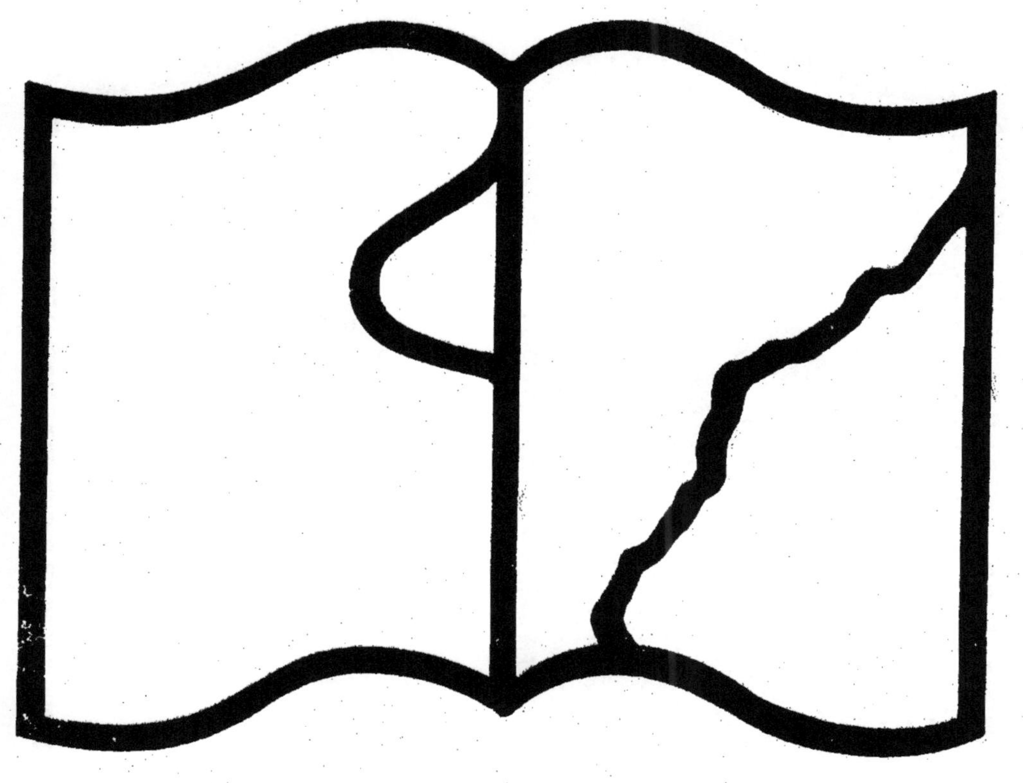

Texte détérioré — reliure défectueuse

NF Z 43-120 11

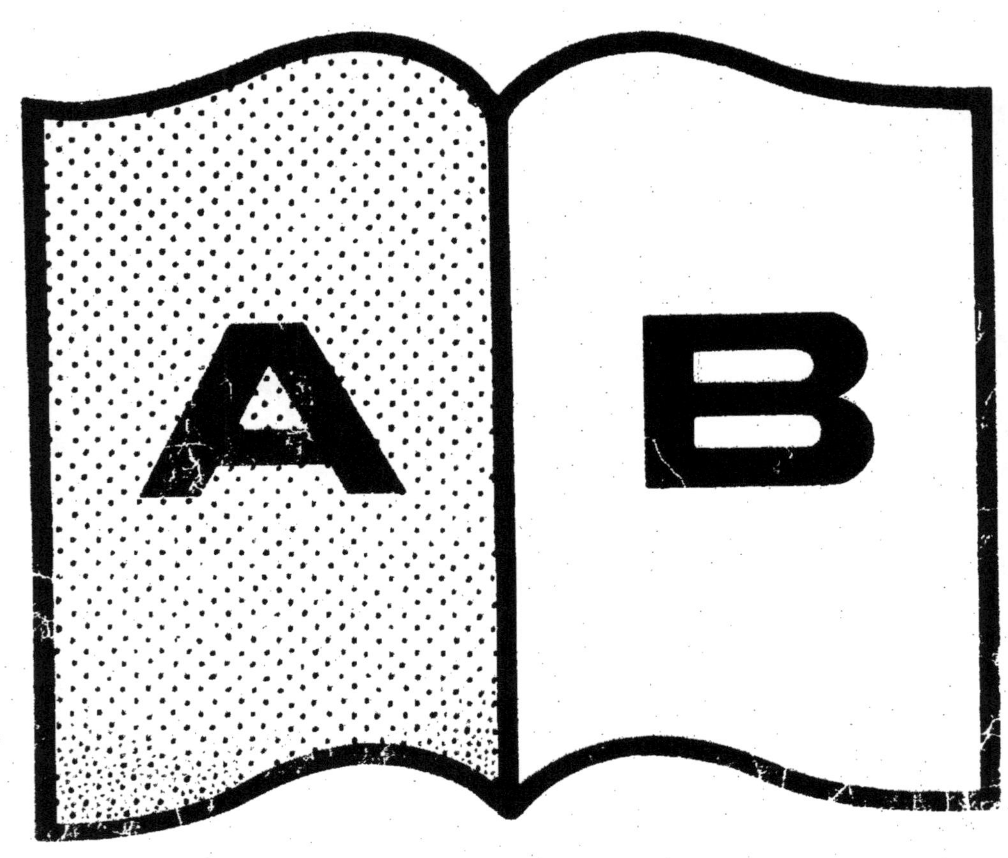

Contraste insuffisant

NF Z 43-120-14

www.ingramcontent.com/pod-product-compliance
Ingram Content Group UK Ltd.
Pitfield, Milton Keynes, MK11 3LW, UK
UKHW021527090726
13657UKWH00001B/449